精神疾病製造商

資本社會如何剝奪你的快樂？

伊恩・弗格森——著

宋治德——譯

Politics of the Mind

Marxism and Mental Distress

Iain Ferguson

Content 目次

第五章 「發生在你身上的不幸事情，令你發瘋」：精神醫學霸權的新挑戰——171

注釋

參考文獻

推薦序

如何從政治解讀心理健康

臺灣師範大學英語系教授／**黃涵榆**

《精神疾病製造商：資本社會如何剝奪你的快樂》（*Politics of the Mind: Marxism and Mental Distress*）作者弗格森（Iain Ferguson）累積多年精神病院與健康服務的社工經驗，本身曾患有焦慮症跟憂鬱症。他採取唯物辯證史觀的方法論探究精神痛苦所牽動的需求、欲望、不幸與苦難的社會與政治經濟因素，特別是不平等的資源與生產關係，而不是訴諸生物決定論，只從腦神經醫學理解精神痛苦。根據本書提供的資料，全球受憂鬱症所苦的人口已上升到三點五億，到了二〇二〇年憂鬱症將成為最主要的精神障礙。如同馬克思對於哲學的匱乏提出的批判：「僅僅詮釋世界是不夠的，重點是要改變世界。」弗格森宣示本書的目的：「不僅是為了瞭解精神痛苦，而且是幫助我們解決和改變產生它的物質條件。」

就相當大的程度而言，《精神疾病製造商》的「政治性」在於提供讀者批判性視角以檢視精神醫學發展的歷史與現況，也就是批判精神醫學自身所帶來的壓迫。這部分的旨趣也許近似於傅柯有關精神病院和精神醫學權力的著作，甚至和本書第四章討論的反精神醫學運動相呼應，但是作者弗格森並未停留在批判的層次，而是更進一步具體探討當前資本主義或新自由主義社會和精神疾病的關聯：超時工作和勞力剝削導致精神痛苦，階級差異和醫療資源分配不均等等，都是作者關注的「心智的政治」。透過馬克思和佛洛伊德的對比閱讀，作者讓我們看到兩位思想家共通的唯物論立場，將異化的勞動視為精神痛苦的主因。在批判之外，作者提出社會主義的願景：「在一個不同的社會，一個不是以剝削和壓迫、而是以平等和民主掌控為基礎的社會——社會主義社會，精神痛苦的程度會低得多。」作者同時也呈現當代創傷研究、依附理論和神經科學的綜合研究成果，在健康服務和社會工作組織上的進展，不僅協助病人復原，更重要的是還給他們該有的權利。

《精神疾病製造商》也是一部相當具有可讀性的精神分析和馬克思主義對話的思想簡史。當代的精神分析已經逐漸從臨床精神醫學（退場？）轉移到人文學科領域，作者簡要地呈現它在發展歷程受到的各種批評，包括生物主義和性別主義意識型態，當然也不乏左派學者為精神分析的激進意義辯護。事實上精神分析作為一套思想和實踐系統自身的發展歷程就是政治性的，歷經各種典範的轉移和派別的抗衡，也持續和結構主義、女性主義、語言學、社會學或其他學科領域和思想系統交互影響。幾個馬克思主義色彩濃厚的歷史事件，包括二十世紀初期的蘇維埃革命和德國革命以及六八學運，都對精神分析思想發展造成衝擊。馬克思主義陣營如佛洛姆和馬庫色也都涉入精神分析頗深，而精神分析陣營更不乏馬克思主義或左派思想闡述者或評論者（見第三章）。每一個精神痛苦的個案都有其社會、政治和經濟因素，自我、欲望或超我從來都無法脫離個體的生命世界或對環境所作的回應。拉岡將精神分析帶往一個更抽象的境界，用更哲學的方式理解語言和話語，諸如法農、齊澤克和拉岡學派精神分析學者專擅於將精神分析政治化、甚至馬克思主義化。精神分析提供一套主體論述給馬克思主義，但兩者之間或是唯心論與唯物論之間的張力未曾停止。

為什麼需要「心智的政治」，或者為什麼心智需要政治化？「心智的政治」意謂著批判精神醫學體系中主流的生物醫學模式，但這不是非黑即白的選擇，不可能也不應該全然否定精神醫學體系的社會功能，而是要整合更多知識系統與實際行動，讓精神醫學更有彈性以回應現實情境和真實的身體與心理需求。從作者弗格森所描繪的心智政治圖像，我們看到包括思覺失調症、憂鬱症等類型的精神痛苦不同的醫學定義、解釋和醫治的方法。我們也看到精神醫學在發展的歷程中和實證精神醫學之間「不幸的婚姻」，甚至精神分析自身的發展就是一個起起落落、眾聲喧嘩政治性十足的歷程。作者採取唯物歷史辯證的方法，將精神醫學和精神分析帶入更廣闊的知識史脈絡和醫療社會實踐，讓讀者不只理解精神醫學和精神痛苦的政治經濟和社會成因，還有精神痛苦和器質性（organic）疾病的關聯，更重要的是反思身體與心智、正常與異常、健全與病態的區隔如何被建構出來。對筆者個人來說，《精神疾病製造商》交付給讀者最大的思考任務就是反思這些區分，如同作者在第四章引述塞奇威克所說的，所有疾病，無論用身體部位的術語來設想，或是以更大視野，從人的身體功能來看，都表達了社會價值判斷（用已理解和接受的規範來對比人的狀況）以及嘗試作出解釋（當成可控制這種被貶低的疾病）。

當我們在社會價值脈絡中理解疾病，我們所談的就不再只是「疾病」（disease），嚴格來說應該是「病痛」（illness）。根據醫學人類學學者凱博文（Arthur Kleinman）的區分，「疾病」出自於醫學理論和技術的命名、觀察和診斷，「病痛」指的是個人在特定文化脈絡之中，依據自身的身心經驗做出判斷和評價，是對生活環境具有意義的回應，經常牽動個人或群體的憤怒、恐懼、沮喪、羞恥感等情緒反應。我們不再只從實質醫學的模式看待生病這件事，而是從包括病人與家人、朋友、醫護人員甚至病人與病人自己的各種關係網絡理解病痛的社會文化和心理意義，這樣的理解對於降低病痛帶給病人的衝擊、提供病人所需的照料有著不容忽視的作用，這也是《精神疾病製造商》這本書衍生的倫理任務。

臺灣社會長期以來存在著一種「優點主義」（meritorianism）的主流價值觀，認為個人憑藉優異的能力表現就能夠在各種激烈的競爭中勝出，所以一些事業有成的企業主管經常以家父長的心態指責年輕人是經不起考驗的草莓族，低薪一定是表示自己能力不夠，自殺一定是心理素質太弱想不開……《精神疾病製造商》這本書兼具理論與實務、宏觀歷史與哲學思考深度，透過通順優雅的譯文，讀者必能對於「旁觀他人痛苦」有更深刻的體認。這本書不僅適合精神醫學和照護從業人員，若有讀者對人文思想有興趣、希望能更嚴肅思考我們所處的世界，也能獲益良多。

推薦序

精神痛苦的社會根源

中央研究院社會所助研究員／**曾凡慈**

根據衛福部的最新統計，臺灣在二〇一七年中有將近二百六十四萬人曾因精神疾患相關困擾而尋求醫療協助，比起十年前的數據大約提增三成。同樣在二〇一七年，臺大醫院精神科也發表全國第一個兒少精神疾病流行病學調查結果，發現高達百分之二十八點七的孩子患有任一種精神疾病，百分之三的孩子有自殺意念，百分之零點三有自殺行為。這樣的心理健康危機顯然不是臺灣獨有的現象。差不多同一時間，世界衛生組織公布報告指出：憂鬱症已成為全世界人口中導致身心失能的最主要因素，自殺更在十五至二十九歲年輕世代死因中高居第二位。除了呼籲社會提供更充分且更精緻的心理健康專業服務之外，我們還能怎樣理解這樣的數字所指涉的現實？思考什麼樣的解方？

弗格森是西蘇格蘭大學社會工作與社會政策學系榮譽教授，也是社會主義傾向的政治活躍分子。他在二〇一七年寫就《精神疾病製造商》，提供有別於主流精神醫學框架的視角與洞見，好讓我們能思索這些儼然已成為當代不可迴避的集體問題。在本書中，弗格森開宗明義地將當代加劇的心理健康危機，歸因於我們生活所在的政治經濟體系——也就是以資本累積而非人類需求為動力的資本主義，據以挑戰「生物醫學模式」，今日我們對精神痛苦的主流理論以及專業服務，都是奠基於此，也就是強調精神疾病的根源在於個人的生理性缺損（主要概念化為大腦功能異常），從而正當化藥物與其他諸如認知行為治療等介入形式。

雖然對於現行精神疾病理論與實作抱持批判立場，弗格森絕非反精神醫學人士。他深刻認識到：如果我們否認精神疾病的存在，甚至反對精神醫療本身，在當前新自由主義治理的趨勢與脈絡下，可能導致國家以撙節為名削減心理健康服務，直接造成更多受苦的人無從獲取治療資源，並將照顧責任更加諸在私己家庭之上（這實在有違社會主義的理念）。但與此同時，弗格森同樣犀利地點出，醫學模式將疾病的根源定位在個體的生物缺損，經常使得受服務的經驗是壓迫性與汙名化的，也讓康復成為個人的責任。而無論是使用藥物或其他介入，如果目的都是藉由改變個人的身心狀態或行為模式，來適應社會的要求，最終還是無助於提升集體的精神福祉。因此，雖然問題的根源最終還是在於資本主義內建的競爭、剝削及其所導致的異化經驗，但追求一種更看重使用者尊嚴與自主的心理健康照顧與服務模式，仍是當前刻不容緩的。

因此，這本書非常適合推薦給兩類型的讀者：一種是肯認精神醫療對受苦的人可能帶來的效用，卻又對日益生物醫療化的實作趨勢有所不滿的心理健康服務使用者、倡議者，甚至工作者。本書最精彩的貢獻之一，無非是弗格森深入精神醫學內部尋找那些深具批判性的思想遺產，一路從佛洛伊德的精神分析、連恩等人的反精神醫學主張及其批評，梳理到晚近的批判精神醫學以及倖存者運動（Psychiatric Survivors Movement）所試圖推動的典範轉移：回到人們的生活經驗中尋找精神痛苦的成因，並同時發展更能賦權增能（empowerment）的照護與支持方法。

另一群合適的讀者，則是從人文社會科學的訓練出發，試圖對當代日益普遍的精神痛苦予以結構性的理解，卻又對強建構主義（strong constructionism）的認識取向感到躑躅。這本書意識到，將「造成極大痛苦的心智與行為模式」等同於疾病，此種認知非常危險，但也同意「精神疾病」有可能做為一個批判性地概念，特別是當我們想透過這樣的概念來反思既有社會組織與運作方式，並進一步提出改革的要求。正如弗格森在此書中所立論：藉由馬克思主義的唯物、歷史與辯證方法，揭示出人在資本主義社會下如何普遍性地失去對自己勞動力的有意識控制，這種異化經驗會對他們的心理健康產生破壞性的後果。

做為對當代精神痛苦與健康服務提供的政治分析，這本書無疑在理論層次上深具啟發，但也同時需要更多經驗材料的支撐與佐證。關於這一點，讀者或許可以相互參看同樣在近期出版、威金森與皮凱特所著的《社會不平等》及《收入不平等》。[1] 其次，正如同弗格森（2019）在與雪莉・法蘭克林（Shirley Franklin）辯論時指出：精神痛苦本身具有高度複雜性，任何一種粗糙的化約主義都是危險的；[2] 將我們今日高度心理健康問題的原因歸結於資本主義，這樣的論點也必然有其限制。例如，弗格森顯然沒有注意到：性別是心理健康與疾病的重要影響因子。就以前面提到的憂鬱症為例，女性有相較於男性的兩倍盛行率，相對上，酒精成癮則是有相反的性別比；[3] 另外，年輕的性少數群體也比異性戀同儕有著更高的自殺比率。[4] 當這個社會同時存在著多重的壓迫體制彼此交織，很難冀望透過大規模的階級鬥爭，就能許諾我們集體心理健康的更好前景。

在臺灣，我們對於精神痛苦的集體認識，或許正在十字路口：一方面，整個精神醫療體制日益傾向生物醫學典範，借鏡大腦科學與精神藥物學所樹立的自然科學權威；另一方面，各種關於創傷的心理論述藉由文化出版與新媒體管道大量浮現，將精神痛苦的成因回溯到生命歷程（經常是童年）微觀互動中令人受挫的經驗。除了肯認精神醫療具有救助效用，我們同樣支持人們運用各種大眾心理學的概念工具以自我幫助，或進一步發展創傷知情（trauma-informed）的文化來相互扶持。我們亦樂於看見，正是在此刻，由精神醫療使用者所主導的倡議運動，或所參與的心理健康服務改革，也在這塊土地上悄然萌生。然而與此同時，對於整體社會制度如何不利於集體心理健康的辨認與論述，以及專業工作者「結構能力」（structural competency）的培養，都是至為重要的關鍵任務。如何一步一步地，從挑戰主流生物醫學模式開始，到爭取更符合理想的精神照顧服務，乃至於打造一個更有益於集體心理健康的世界，《精神疾病製造商》這本書無疑是很好的起點。

1　兩本書的中譯本都在二〇一九年由時報出版。

2　Ferguson, Iain, 2019, "Marxism and mental distress: a reply to Shirley Franklin," *International Socialism* 161, http://isj.org.uk/marxism-and-mental-distress-a-reply-to-shirley-franklin/#footnote-10080-9-backlink

3　World Health Organization, n.d., "Gender and women's mental health," Mental health, https://www.who.int/mental_health/prevention/genderwomen/en/

4　CDC,2016, Sexual Identity, Sex of Sexual Contacts, and Health-Risk Behaviors Among Students in Grades 9-12: Youth Risk Behavior Surveillance. Atlanta, GA: U.S. Department of Health and Human Services.

前言

我寫作本書，已醞釀一段很長的時間了。一九七〇年代初期，我是一名十八歲的年輕小伙子，在首次閱讀到連恩（R. D. Laing）的《體驗的政治》（*The Politics of Experience*）後，像我這一代許多其他人一樣，被連恩的核心論點所折服，即瘋癲是可以「理解的」，與家庭、也與資本主義社會更廣泛的運作有關。儘管這些論點都有理論上和政治上的弱點（有些將在本書後面章節討論），但連恩的著作引領我和許多其他「六八學運世代」的人，開始質疑資本主義及其形塑出的家庭生活和心理健康概念。最近一齣有關連恩的生平傳記電影，由坦南特（David Tennant）主演的《瘋癲之翼》（*Mad to be Normal*），可能重新引發眾人對其思想進行辯論和討論。

自那時起，也有一些其他因素加深了我對心理健康議題的興趣和理解。一九八〇年代後期，我以社工的身分受僱於一間精神病院，在這兩年時間裡，有幸與思覺失調症患者的家屬支持團體一起工作。這一經歷特別讓我看到，當家屬們要照顧罹患嚴重精神疾病的子女或兄弟姊妹時，所需面對的實際挑戰和情感起伏，以及這些家屬本身對支持的需求。本書的第一章將討論當前的心理健康服務的危機，其重點在於，跟從前比較，現在這些家屬得到的支持更少。這裡可能涉及的爭論，是基於不同意識型態而對精神痛苦的本質有歧見，但無論如何，如果要遏止公共的心理健康服務進一步被縮減，在服務使用者和照護者這兩種運動組織之間建立行動連結，就仍然是一項重要的政治工作。

後來我成為一名社工學者，參與了以質性訪談為基礎的研究，追蹤時間超過十年，對象是曾罹患心理健康問題的人，當中包括尋求庇護的難民、被貼標籤為人格障礙者，以及積極參與服務管理或在運動組織發揮領導作用的服務使用者。這些對話最令人著迷之處，是一般鮮少提及的診斷相關議題；出乎意料地，人們談論他們的生活、他們的經歷（包括好的與壞的）以及他們瞭解和應付精神痛苦的方式。我很榮幸能夠成為這些對話之中的一部分，並且從他們那裡學到很多東西。

由於壓力和政治倦怠的關係，我在三十歲出頭時經歷了焦慮症和憂鬱症，迫使我得直接探究一些過往未經質疑，且形塑了我的人生和行為的觀念立場。這是一段痛苦而不欲輕易重複的經歷，但畢竟有其價值，且使我從中學習不少。

最後，我作為一個政治運動者，也是社會主義者、工會會員和「社會工作行動網絡」（Social Work Action Network）的成員，多年來參與了許多不同的心理健康議題相關運動。最近我參與的運動，通常是反對政府刪減或終止一些心理健康服務。即使這些運動沒有成功，但最振奮人心的是，它們在服務使用者、工會會員、專業人士和運動團體之間達成了團結的效果。

這本書的問世，受益於與我的同事、學生、朋友和同志數年來的許多討論。有一個人特別值得感謝的，是與我共處四十年的伴侶多特・帕普（Dorte Pape）。這不僅因為她的愛與支持，還有她對精神痛苦的知識和洞見，也不僅因為她是經驗豐富的心理健康領域的社工，更是一個團隊的領導，多年來運用高度創新的方法，看顧無家者的心理健康，幫助他們增權賦能。與她在許多深夜裡的談話、還有她對心理健康社會模式在實務上的理解，為本書貢獻良多。

此外，我要感謝安特比（Danny Antebi）、布拉默（Andy Brammer）、莫利紐克斯（John Molyneux）、莫夫（Rich Moth）、斯洛奇（Roddy Slorach）、溫斯坦（Jeremy Weinstein）和莎樂娜・威廉斯（Salena Williams）對初稿的評論，以及坎貝爾（Sally Campbell）和尼科利

（Lina Nicolli）對第一章的評論。雖然我沒有照單全收，但這些評論和建議都非常有用。還要感謝羅賓遜（Peter Robinson）和卡蘿・威廉斯（Carol Williams）負責本書的製作出版。然而，鑑於精神痛苦議題具高度爭議性，幾乎所有人（特別是我左翼的朋友！）對本書的某些論點或多或少不完全同意，因此我有必要強調，本人獨自承擔本書文責。

最後，我將這本書獻給我們的孩子布萊恩（Brian）和凱瑞（Kerry）。儘管他們的父母毫無疑問地有缺點，家中也免不了有資本主義核心家庭的矛盾，但他們依舊成長為友善、合群和敏感的成年人！

術語説明

要討論心理健康議題，必然無法避開相關術語。用以描述情緒和心理經驗的諸多用詞，不可避免地會指涉到該經驗的特質和起源與其基本理論。

一些馬克思主義者，如塞奇威克（Peter Sedgwick）選擇使用「精神疾病」（mental illness）一詞，強調精神狀態有哪些性質經常使人嚴重失能，特別是精神病，諸如思覺失調症或雙相情緒障礙症（bipolar，曾經被稱為躁鬱症）。最近，一些「服務使用者運動」的派別尋求爭回「瘋癲」（mad）一詞的詮釋權，類似同志運動取回「酷兒」（queer）和「ㄎ客」（dyke）那樣。但是，有編輯收錄了有關文章，將失能（disability）的社會模式應用於心理健康議題，他們已經注意到：

> 雖然「瘋癲」一詞經常被用作痛苦（distress）、精神疾病（mental illness）或錯亂（disorder）的簡稱，但我們知道有些人拒絕這個詞，因為它具貶義或被汙名化（Beresford et

al, 2010）。「痛苦」這個詞經常出現，它被許多服務使用者或倖存者（survivor）所使用，但它本身指涉範圍可能太過寬泛，對於身處急性和長期心理健康問題的人，處境就無法凸顯出來，正是這些人更有可能被視為「失能的」（disabled）。此外，我們意識到，並非所有被視為罹患「精神疾病」的人都會體驗到精神痛苦（即使他們的處境和行為可能令其他人受到精神痛苦）。[1]

事實上，沒有一個單一的術語能符合每個人的體驗。我在本書第二章將闡釋清楚醫學模式的侷限性，因此不使用「精神疾病」一詞。相反地，總的來說，我會使用相對中性的術語，如「精神痛苦」（mental distress）或「心理健康問題」（mental health problem），我希望大多數人都能接受，但同時亦得承認，在討論過程中，對於深層和多樣性的體驗與行為，這些術語並不總是能恰如其分地表達涵意。

第一章

心理健康的危機

第一節　導言

美國激進社會學家米爾斯（C. Wright Mills）在一九五〇年代末的文章中，把他所謂的「私人難題」（private trouble）和「公共議題」（public issue）區分開來。以失業為例，他提出：

在一個十萬人口的城市中，只有一個人失業，那就是他的個人難題。為了幫助他，我們妥善地檢視這個人的性格、技能、以及他當前所能接觸的機會。但是在一個五千萬名受雇者的國家，有一千五百萬人的男性失業，就是一個議題，我們也許不能指望，在開放給所有人的機會當中，可以找到解方。畢竟機會的結構崩解了。為了找出正確的問題陳述和可能解方的範圍，我們就不得不考慮社會經濟和政治制度，而不僅僅是零星個體的處境和性格。[2]

心理健康的危機已成為二十一世紀重要的「公共議題」之一。根據世界衛生組織調查，現在全球有三點五億人受到憂鬱症的影響，到了二〇二〇年，它將成為失能的主要成因。[3]根據二〇一四年歐盟國家的社區研究數據和統計，我們發現，在冰島、挪威和瑞士，十八至六十五歲的成年人口中，有百分二十七在過去一年至少曾罹患過一種類型的心理疾病，包括濫用藥物、思覺失調、憂鬱症、焦慮症和飲食失調等引起的問題，估計受影響人數有八千三百萬人。[4]在英國，每四個人中就有一個在某一年經歷過心理健康問題。在我國，心理健康問題成為最龐大的「負擔」——占全部疾病百分二十八，而癌症和心臟病各占百分之十六。[5]

然而，這種負擔完全不是平均分散在人群中。正如英國的心理健康基金會（Mental Health Foundation）二〇一七年的一份報告所顯示，如果你是窮人或低收入者，你有心理疾病的機會便大得多：

人口學上最重要的差異與家戶收入和經濟活動有關。據報告，生活在最低家戶收入水平（低於一千二百英鎊）的人，有近四分之三在一生中都有過心理健康問題，相較之下，最高家戶收入水平（超過三千七百零一英鎊）者只有百分之五十九。6

對於失業的人來說，有心理疾病的可能性則更高：

據報告，目前失業者有絕大多數（百分之八十五）經歷過心理健康問題，對比之下，有償就業者則是百分之六十六（全職工作者是百分之六十一）、退休人士為百分之五十三。

這一數字之所以特別高，很可能是自二〇〇八年的金融崩盤以來，政府不惜一切代價要令失業者和失能者找到工作而令他們面臨巨大壓力，這種壓力透過殘酷刪減和終止救濟制度而更為增強。在英格蘭的心理健康服務被刪減百分之八的時候，心理健康團隊收到的轉診率則上升了百分之二十。一位重要的心理健康政策學者寫道：

財務問題與精神疾病之間的連結，對於在心理健康領域的工作者而言是眾所周知的。失業、收入下降、無法應付的債務、住房問題和社會貧困，都會減低幸福感和韌性，並造成更多的心理健康需求和酗酒問題、更高的自殺率、更大的社會隔離和更糟的身體健康。舉一個例子，百分之四十五的負債者有心理健康問題，而沒有負債的人只有百分之十四有狀況。此外，總體經濟衰退，不但影響一些成人的心理健康，也影響他們孩子的心理健康。大量的研究證實，整體經濟衰退和失業對於自殺和自殺意念蔓延的比率有所影響。7

在希臘，歐盟機構和國際貨幣基金組織自二〇〇八年金融崩盤以來實施殘酷的緊縮政策（「左翼激進聯盟」〔Syriza〕政權自二〇一五年上臺後繼續執行），某位主要的執行人還稱其為「精神上的坐水凳」（mental water-boarding）。健康經濟學家斯塔勒克（David Stuckler）在研究中提出緊縮政策對全球自殺率的影響，也就是因「經濟」導致的自殺，「希臘從一個極端走向另一個極端，它曾經是歐洲最低自殺率的國家之一，但現在上升幅度已超過百分之六十」。整體來說，在每一百至一千個憂鬱症新案例中，或是每十次的自殺嘗試，都會有一次自殺成功（在不同國家數據會有差距）。斯塔勒克說：「在希臘，調查顯示憂鬱症病例增加一倍；精神疾病的服務資源不勝負荷；慈善機構的求助熱線來電大幅增加。」[8]

政府砍福利、刪減衛生和社會服務，又聯合媒體宣傳，將失業者和失能者貶低為「社會的寄生蟲」和「懶人」，都對這族群的心理健康造成了損害，並導致仇恨犯罪（hate crime）的增加。而過去三十年的新自由主義政策，也戕害了就業者的心理健康。在二〇一五至二〇一六年，壓力因素占了缺勤成因的百分之三十七，也占了所有因健康狀況不佳導致的工作日損失的百分之四十五。[9] 新自由主義計畫的重要元素就是工作強度增加，它是工作壓力蔓延的原因。然而，工會領導層未能（儘管他們有很多機會）有效組織反抗新自由主義的進攻，也是原因之一。在一個有關工作壓力議題的會議上，有位記者如此評論：

我聽得越多，就更加認為，個人的心理健康，似乎已成為更廣闊的對峙戰場。人們很容易認為，勞資糾紛的第一線，已經從罷工糾察線轉移到個人額頭上的皺紋，即集體的不滿已變成個人的心理交戰。在一九八〇年代，每年平均因罷工損失七百二十一萬三千個工作日；但到二〇一〇至二〇一五年期間，這個數字下降至六十四萬七千個工作日。與此同時，因壓力致病而失卻的工作日，卻從相反方向呈指數增長，包括一九九〇至一九九五年期間，因職業壓力而損失的工作日增加了百分之三十。從個人層面而不是更廣闊的勞動力層面來看，壓力似乎取代了像不正義、不平等、挫折等較舊的概念。[10]

實際上，很少人可以不受競爭的無情壓力所影響，到了資本主義的新自由主義時代，壓力就變得更為強烈。根據上文引用的心理健康基金會報告，只有百分之十三的受訪者自稱具有「良好的心理健康」。

這是社會上兩個主要群體的問題。一方面，這對資產階級來說是個問題。正如英國馬克思主義經濟學家哈曼（Chris Harman）所說：「資本家希望有心滿意足的工人而進行剝削，其方式如農夫想要滿足的母牛一樣。」[11] 工人不快樂、壓力過大，生產力也較低。因此，近年來全球「幸福產業」（happiness industry）增長，並往往得到國家政府和大企業的支持，它們追蹤人口的「幸福」水平，推動大眾以個人化方式來處理壓力（如「正向心理學」）。[12] 然而，除了這些倡議，政府也重複開出空頭支票，說要增加心理健康支出，但兩者都不是從根本上解決問題。

心理健康危機對於我們眾人來說，是更嚴重的問題。因為世界絕大多數百分之九十九的人，除了勞動力之外，沒有任何其他的東西可以出賣，由於我們無法控制這個失靈的體系，許多人現在便為此付上健康的代價（無論是精神還是身體）。雖然人們會欽佩服務使用者運動口號所體現的抵抗精神，如「以瘋癲為榮」（Glad to be mad），有時也可以從精神痛苦的經歷中學到很多，但對於大多數人來說，現實是純粹的痛苦。記者洛特（Tim Lott）如此撰文討論自己的憂鬱症經歷：

憂鬱症實際上要複雜得多，比起不快樂更為微妙和陰暗——更像是自我的內爆（implosion）。在嚴重的憂鬱症狀下，你會成為一個半生不死的幽靈。為了讓你知道這是多麼的令人痛苦，我只能說，我三十一歲時失去母親的創傷雖然很痛苦（遺憾地說，她自殺了），但比不上母親去世前幾年我罹患憂鬱症所忍受的折磨（母親去世時我已復原）。[13]

即使是在一九六〇和一九七〇年，反精神醫學運動最著名的人物連恩（R. D. Laing），在他後期的著作中也申明：

我從未將精神痛苦理想化，或將絕望、放蕩、折磨或驚怖浪漫化……我從未否認有些心智和行為模式會讓人痛不欲生。14

將精神痛苦視為疾病所導致的侷限性，將在下一章討論。然而，對於一些人來說，這個術語的優點在於它是一個**評價性**（evaluative）的概念——很少人會選擇生病。正如晚年的塞奇威克批評連恩、薩斯（Thomas Szasz）和其他一九六〇、一九七〇年代的反精神醫學思想家：

精神疾病，如同心理健康，根本上是一個**批判性**的概念；或者說可以用來形成批判性概念，只要人們使用它來對既有的社會組織提出要求和施壓。但修正主義理論家試圖移除並弱化精神疾病的概念，這麼一來，縱使心理健康服務改革運動的訴求有多強大，都會難以展開。15

支持和反對塞奇威克立場的論點，將在第四章討論。然而，他論點中無疑正確的是，面對這個情感上悲傷和痛苦的浩瀚海洋，我們不能保持中立。因此，稍後提到的馬克思主義方法，其主要目標不僅是要瞭解精神痛苦，而是要幫助我們解決和改變產生它的物質條件。

第二節　資本主義與精神痛苦

簡單說，本書的核心論點是，我們生活所在的經濟和政治制度——資本主義，造成今日世界四處可見、高度蔓延的心理健康問題。這一論點的必然結論是，在一個不同的社會，一個不是以剝削和壓迫、而是以平等和民主掌控為基礎的社會——社會主義社會，精神痛苦的程度會低得多。喬治．布朗（George Brown）和蒂里爾．哈里斯（Tirril Harris）在三十多年前對女性憂鬱症的代表性研究中，提出了類似的觀點：

> 雖然我們認為憂傷、不快樂和悲痛在所有社會中都是不可避免的，但我們不認為臨床憂鬱症是真實的。16

這是一個強有力的說法，挑戰了當前主宰心理健康問題的正統觀念。以這種正統觀念來看，焦慮症和憂鬱症——甚至諸如思覺失調症和躁鬱症更是如此——都是起源於大腦的疾病，它們在一切主要方面都與身體疾病相同，對它們最適當的應對措施便是用藥物治療或某種形式的身體介入（interventions），如電痙攣療法，有時伴隨心理介入。第二章筆者將更全面地探討通常被稱為「醫學模式」的侷限性。但是，在這之前有必要釐清這樣一種主張：許多當前的心理健康問題起源於我們所生活其中的社會。

首先，這並不意味著在一個更平等的社會中，就不會有不快樂。人際關係仍會破裂，人們會為失去至親之人而悲傷，個人會為無法實現的目標而感到挫折和痛苦。這種經驗是人類狀況的一部分。但正如喬治・布朗和蒂里爾・哈里斯所說，有充分理由認為，在沒有剝削和壓迫的社會中，這種痛苦不太可能發展成嚴重的精神痛苦。

其次，即使心理健康問題是資本主義的產物，並不是說這些問題在較早期的社會類型之中不存在。作為資本主義的特殊形式——新自由主義，一直是過去三十年來的宰制模式，形塑了無數工人階級的心理健康狀況，無止盡的考試造成學童日益焦慮，社會日益個人化，許多老年人感到孤獨和社交孤立，這將在後續章節中闡述。但是，清楚的是，心理健康問題不是起源自柴契爾在大選後擔任英國首相的一九七九年、或是雷根開始擔任美國總統的一九八〇年，也不是隨著十四世紀資本主義發展而開始。瘋癲和精神痛苦，無論怎樣定義，已經存在了很長的時間。也就是說，正如我將要說明的，當今世界心理健康問題的範圍及其表現的特定形式，在很大程度上是社會產物，且並非基於人的需要，而是資本累積的驅力去催生出來的。

第三，資本主義社會的生活壓力或多或少損害了每個人的心理健康，但顯然每個人不是都以同樣的方式受到影響。心理健康是由個人生活經驗（有好有壞）的細節，以及種族主義或性別歧視等更廣泛的結構性因素所形塑的。波蘭作家多伊徹（Isaac Deutscher）編寫了托洛茨基（Leon Trotsky）流亡時期的傳記。托洛茨基的女兒齊娜受心理健康問題折磨了好一段時間，就在希特勒攫取權力上臺前數週，齊娜自殺了，多伊徹寫下了托洛茨基獲悉消息時的種種反應。他精確地捕捉到精神痛苦那種矛盾複雜的感覺，特別是思覺失調或通常所稱的瘋癲：

> 托洛茨基感到痛苦與悲慟，內疚和無助縈繞心頭。比起減輕女兒無法治癒的痛苦，思考

社會重大弊病應以何種方式進行戰鬥，還容易得多了！比起洞澈齊娜個性中充滿痛苦的幽深之處，診斷德國小資產階級集體思維的紛亂，同樣也容易多了！比起認識個人心靈的煩惱，馬克思主義者更瞭解社會心理學，在這個領域才是專家啊！[17]

因此，若要從馬克思主義對心理健康問題提出令人滿意的觀點，都必須設法恰如其分地闡述個人和集體經驗之間相互作用的複雜性。

第三節　從馬克思主義框架理解心理健康

那麼，要如何從馬克思主義理解心理健康，其方法的主要組成部分是什麼？有三者特別重要，且是本書論點的基礎。

唯物主義方法[18]

唯物主義方法的起點是，承認人類在生物學上具有一系列動物的需求，如果沒有獲得滿足，運氣好的話頂多傷害或阻礙他們的發展，最壞的情況是致死。因此，身體和精神上的良好健康，取決於食物、水、光線等基本的物質前提條件有多麼容易取得。如果不存在這些條件，健康會受到影響。例如，二〇一七年發表的一項研究發現，居住在交通繁忙道路附近的人，罹患失智症的風險會增加。[19] 同樣，思覺失調症的發生率在工業和農業社會之間有很大的差異，復原率也是如此。[20] 第五章將討論唯物主義方法如何看待大腦、心智和生活事件的關係，以及神經科學的最新發展。

但是，人類除了與其他物種共有的基本生理需求外，還有一系列人類特有的社會、情感、心理和性需求。第六章將會更充分討論馬克思自己在這方面的觀點，但英國政治學者格拉斯（Norman Geras）研究馬克思的人性觀後，他認為需要特別關注的，是馬克思所指的人的意義，即：

> 人為了個人發展的需求而有廣泛且多樣的追求，正如馬克思自己所表達的那樣，「全面的活動」、「個人自由的發展」、「全面發展（個人）才能的手段」等等。

正如格拉斯的評論：

> 馬克思當然不會把個人發展視為如追求營養一般的生存需求。但是，除了全人類都有的生存需求，他亦意識到「健康」和「解放」的人所充分需要的是什麼。他也提及了滿足人「正常」需求之條件。這些詞語清楚表明，儘管眾所周知，他強調過人的需求隨時代不同，但仍然認為這些變化落在有限的範圍內，且不只限於生存需求。即使達到維持生存需求的水平，但某些共同需求的取得不足或受到壓抑，也會造成某些痛苦：疾病或失能、營養不良、身體痛楚，持續的乏味和疲憊、不快樂、絕望。正如馬克思所認為的，對於不同活動的需求，必須從這個意義上理解，不能看作生存的先決條件，而是作為實現快樂或滿足的條件。[21]

因此，我們的發展能力便是身而為人的關鍵，正是亞里斯多德所說的「人的自我實現」（human flourishing）。然而，英國馬克思主義學者伊格頓（Terry Eagleton）說道，正是這種特質使我們與其他物種區別開來，不過它們在人類歷史的大部分時期都受到壓抑：

不具欲望、無法從事複雜勞動或進行細緻溝通的動物，往往只是在重複自身的行為。自然界的循環決定了牠們的生活，因而無法為自己形塑敘事，那即是馬克思所謂的「自由」。然而，就他看來，反諷之處在於，儘管這樣的自決是人類的本質，但歷史上絕大多數的人們卻始終無法行使這樣的自決權。他們不被允許成為完全的人類；相反地，乏味的階級社會大體上決定了他們的生活。22

當然，馬克思不是唯一持這種見解的人。佛洛伊德同樣承認社會（或「文明」）建立在壓抑我們最基本的需求和欲望之上，而經常導致心理健康問題。然而，對於佛洛伊德來說，這種壓抑是必要和無可避免的，是我們生活在社會中得付出的代價。相反，對馬克思來說，否定我們最基本的人性，是資本主義社會的結果，受到累積利潤的驅力而不是人的需求所推動。在第六章，我們將討論這種異化如何影響我們的心理健康，這是相關文獻中很少處理到的問題。

歷史方法

從馬克思主義理解心理健康，第二個要素則涉及歷史方法，要從兩方面來談。首先，它意味著，我們體認到，對心理健康問題的理解，以及這些問題在任何特定時期所表現的形式，都是形塑自廣泛社會中的社會和經濟關係。以歇斯底里症為例，這是十九世紀末和二十世紀初最常見的心理健康問題，今日就較少出現。相比之下，五十年前很難被視為心理健康狀況的焦慮症，也許可稱為新自由主義的年代下的「典型」狀況。

另一方面，對於瞭解個人心理不安的成因，歷史與傳記也很重要。這並不是說結構性因素和個人因素可以等量齊觀。涂爾幹在十九世紀發表有關自殺的經典研究，如他所言，即使像自殺這麼明顯的個人行為，也會受到等更廣泛的歷史和社會因素所影響，諸如宗教和地理。[23]但是，正如前述齊娜的例子所示，她見證了納粹的崛起，從小感到被父親遺棄、史達林又拆散她和女兒，更廣泛的歷史過程和個人生平因素相互作用，引致心理健康問題。在《精神病患的政治》（*Psychopolitics*）一書中，塞奇威克的感嘆一點也不過分。在諸如社工和醫學等專業領域，八〇年代的學生很少學會如何考察完整的社會史，但塞奇威克認為，想要更深入瞭解個人精神痛苦的原因，那樣的知識至關重要。有兩位作者最近發表文章探討心理健康問題的原因，以下引用的段落在本書後面會更進一步討論：

> 真要提到關鍵訊息，也許就是，我們不是生來就帶著成年會碰到的問題，它們不是內建而不可避免地崁入我們大腦中；它們來自與其他人的互動，且絕不僅限於在人生的幼年階段。[24]

關鍵在於，這種互動不是憑空發生的：它們是由社會中的宰制壓迫構成的，包括性別、種族、性傾向，尤其是階級。例如，焦慮症在女性的出現頻率高於男性；在一些「黑人與少數族裔」（Black and Minority Ethnic, BME）社區，人們罹患思覺失調的比例高於白人社區；心理問題（以及自殺率和企圖自殺率）在多元性別族群中也占更高的比例。[25]我們在前述已提到，如果你是窮人，更可能受苦於心理健康問題，各種類型的精神疾病都可能遇上。此外，正如威金森（Richard Wilkinson）和皮凱特（Kate Pickett）在他們的暢銷書《社會不平等》（*The Spirit Level*）中的說明，你所生活的社會越不平等，就越有可能陷入精神問題。[26]

也就是說，我們要瞭解到，為什麼有的人會患上精神疾病，其他人則不然，結構因素和個人生平的相互作用往往是至關重要的。

辯證方法

相互作用是如此重要，因此得瞭解馬克思式心理健康的第三個組成部分，就是辯證特質。正如里斯（John Rees）所說：

> 辯證方法與任何形式的化約論（reductionism）都是徹底對立的，因為它的預設前提是，整體不能化約為部分，反之亦然，兩者是彼此的成立條件，或彼此是間接地成立條件。只要一整體有間接成立條件，就無法成為一種化約論哲學，因為根據定義，化約論可將一個元素分解成另一個元素，而不考慮其特有特徵。[27]

因此，心理健康的辯證方法涉及兩個元素。首先，它反對任何形式的決定論（determinism）或化約論。最明顯的，是指生物學上的化約論，也就是將心理健康問題視為大腦內的化學過程或特定基因作用的產物。然而，以下版本的化約論也同樣不符合辯證方法：目前流行的「幼年時期」化約論，據此，人類大腦自三歲（某些版本是三個月）起便已「定型」；精神分析理論，將所有行為都化約到性慾，時下則更常歸為依附（attachment）議題；最後則是機械式的馬克思主義方法，它未能處理一些中介因素（諸如家庭）在心理健康問題產生時的作用。

其次，透過辯證方法，我們認識到，個人與階級會對形塑他們的環境作出回應，即「部分與整體會互為成立條件或間接成立條件」。本書的中心論點是，人們的心理健康首先取決於他們在資本主義下的生活經歷，且通常透過工作、家庭、學校和職場間接發揮作用。但這個過程不僅僅是單向的。人們會對自己的經歷作出**回應**，而不僅僅是任由它們來塑造自身。在個人層面，他們會試著對這些經驗賦予意義。正如上文提到布朗和哈里斯的研究所表明的，人們對經驗所賦予的**意義**，足以決定他們是否會變得憂鬱。[28] 例如，如果有個女性失業後責怪自己，認為那足以說明她沒有價值，那她就有可能會罹患憂鬱症；但如果她理解到失業是在資本主義社會生活的「正常」特徵，那患病的機率就會大為減少。

但是，人們對自身經驗所賦予的意義，它不僅僅是幼年生活經歷的產物，還受到在資本主義下生活的**集體**經歷所影響，尤其是階級鬥爭的程度。我在第六章也將會談到，在反對剝削和壓迫的鬥爭中，工人階級可以對個體和集體的心理健康產生深遠的影響。然而，如果階級鬥爭的程度低落，就像過去幾十年的英國社會，那麼這些不正義及其所產生的憤怒和挫折更有可能內化到個人身上——就如上文提及的，「罷工糾察線」消失，變成「你額頭上的皺紋」。

第四節　本書的結構

本書第二章探討瘋癲的觀念和體驗本身是如何透過歷史發展，並由當時的階級關係所形塑。這章的主要焦點是十九世紀出現的心理健康醫學模式，現時通常被稱為生物醫學模式。前美國總統老布希將一九九〇年代命名為「大腦的年代」（Decade of the Brain）；專家們將精神痛苦的部位定位在大腦，且普遍認為，精神痛苦在一切重要方面皆可與身體疾病相提並論。二十年後，這種方法仍然是世界上大多數國家對精神痛苦治療反應的主流看法和基礎。這章探討了該模式的優缺點，其宰制地位不衰退的原因，以及反對論點——特別來自那些具批判性的心理學家，以及近數十年發展的心理健康服務使用者運動。

二十世紀中葉在精神醫學中的主流思想（特別是在美國），或多或少建立在佛洛伊德的理論之上，直至一九七〇和一九八〇年代才被生物化學和神經學的心理健康醫學所取代。第三章會評論佛洛伊德及其繼承者的人格發展理論，討論它多大程度上有助於理解資本主義下人格形成的方式和精神痛苦的根源。

精神痛苦絕不是新開創的研究領域。一九二〇和一九三〇年代這一世代的馬克思主義者，包括俄國的布爾什維克領導托洛茨基和拉狄克（Karl Radek），德國法蘭克福學派和奧地利精神分析學家賴希（Wilhelm Reich）以及同樣在德國圍繞著精神分析學家弗尼謝爾（Otto Fenichel）而成立的左翼精神分析師團體，都努力消化在佛洛伊德的思想，並想辦法讓它與馬克思主義相容。這段歷史迄今仍沒有許多人知道，而第三章的目標之一便是說明和評論這些早期辯論。

然而，總的來說，佛洛伊德的思想和精神分析的實踐並不是以革命的方式擴散開來，特別是在美國，只有醫師才被允許以精神分析師執業。它們被納入完全的醫學模式（違背佛洛伊德本人的明確願望），也像前述的生物醫學方法一樣，將精神痛苦個人化和去政治化。

在一九六八年五月風暴之後，法國出現了一種對於佛洛伊德更具政治性的解讀，並在拉岡（Jacques Lacan）思想上建立更具批判性的精神分析。第三章最後將簡要總結這些觀點及其與馬克思主義的關係。

一九六〇世代的人見證了一波又一波的社會運動，包括美國的民權運動、婦女運動、同志運動、反越戰運動，當時人們挑戰了家庭、婦女角色、心理健康和精神疾病等主流觀念。第四章將概述並批判考察這一時期在幾個不同國家出現的「反精神醫學」思想，且特別集中在蘇格蘭精神醫學家連恩的著作。

塞奇威克則從政治左翼的立場大舉批判連恩和其他反精神醫學的領頭人（薩斯、高夫曼〔Erving Goffman〕和傅柯）。探討反精神醫學的思想和塞奇威克對他們的批判，不僅僅是出於歷史的興趣。連恩的生活和作品，成為二〇一七年某部電影的主題，而他的想法繼續在心理健康服務使用者運動的不同派別中產生迴響。無獨有偶，塞奇威克一九八二年的開創性文本《精神病患的政治》最近再版發行，二〇一五年利物浦希望大學（Liverpool Hope University）舉辦一場會議，出席人數眾多，《精神病患的政治》以及他後來的著作成了討論主題，所以重新評價塞奇威克的論點似乎既及時又必要。

自二十一世紀開初以來，心理健康領域湧現了新的激進流派。由批判的精神醫學家和心理學家、激進的社會工作者、運動者、心理健康服務使用者所組成的聯盟，一起促成了「典範轉移」的發展，讓人們從不同角度理解心理健康和精神痛苦。新的典範或世界觀取代了先前的模式，不再只從生物化學或遺傳解釋精神痛苦，而是更普遍地以人們的生活經歷為中心，去尋找「瘋癲」和精神痛苦的原因。在這股新潮流下，許多人試圖解決反精神醫學運動早期的某些弱點和侷限，同時援用反精神醫學對生物醫學模式的諸多批評。第五章將概述並評論這些發展的成果，進而討論近十幾年來出現的心理健康服務使用者和倖存者運動。這些社會運動是心理健康史上最重要的發展，運動者除了全力對抗心理疾病患者所受的壓迫，也致力發展新的照護和支持方式。

在本書最後一章，我將嘗試把前幾章的論點與思路，匯聚為一個周全的馬克思主義分析，以異化概念為中心去解釋心理健康和精神痛苦。相較於生物醫學模式，在第五章所討論的一些方法，優點在於，透過它們去理解精神痛苦，更能凸顯貧窮、不平等和壓迫等社會和經濟因素在心理健康問題產生時的作用。然而，這些方法的支持者經常以為，壓迫的社會和經濟因素主要是由於錯誤的意識型態或政策所造成的，而不是競爭和剝削體系的必然結果，在其中，絕大多數人無法控制生產流程以及產品種類。人們無法控制生產過程，就是馬克思異化理論的基礎。第六章的第一部分借鑒了這一理論，以探討個人缺乏權力和掌控權的經歷，那是資本主義下的生活片段，影響了他們的心理以及與其他人的關係。

第六章的下一部分，探討了我們此時此地需要爭取哪些類型的心理健康服務和政策方案，同時理解到在緊縮政策時期，某些進步方法非常危險，比如強調心理健康和復原的社會模式，它以促進「自立」為名，很容易成為刪減服務的藉口。

在第六章的最後一部分，我們將展望一個新世界，它不受利潤需求所驅動，而是建立在滿足人物質、社交與情感的需求之上。在這個世界中，一般人首次對自己的生活享有真正的權力，並且能夠擁有良好的心理健康——它也就是馬克思主義精神分析學家佛洛姆（Erich Fromm）所稱的「健全社會」（the sane society）。

第二章

一切都在腦中？

在二〇一二年，英國開立了超過五千萬份抗憂鬱劑處方，這是有史以來最高的數字。在該國的一些地區，例如英格蘭西北部，每月平均每六個人中便有一人得到抗憂鬱劑處方箋。29雖然在同一時期接受心理治療（主要是認知行為療法）的人數也有所增加，但要治療憂鬱症狀，家庭醫師最常見的應對措施仍是開立抗憂鬱劑處方。

醫院開出了這麼龐大的抗憂鬱處方，更可看出背後在主導的意識型態和方法。自二〇一〇年以來，英國大幅刪減「以社區為基礎的替代方案」（community-based alternatives），更加強化此意識型態與方法，即將憂鬱視為需要採取醫療措施的疾病，當中也包括從焦慮到思覺失調症由輕到重的各種精神狀況。這種觀念通常被稱為「醫學模式」，自十九世紀以來形塑了我們對健康和精神痛苦的理解。約翰．哈里斯（John Harris）和懷特（Vicky White）定義了醫學模式，他們強調：

身體被看成是一副機器，一旦有客觀上可識別的疾病或功能障礙時，醫師就會視病人為醫療介入的對象，包括使用最新藥物、技術和外科手術等……在精神醫學中，此方法背後懷著一種信念：透過準確識別客觀的病變過程，就能成功診斷出精神障礙。30

本章的第一部分，我將概略介紹歷史上「瘋癲」概念，包括醫學模式的發展。接著將探討對該模式的一些主要批評，會引用到今日大量的相關文獻，包括批判心理學和精神醫學、以及心理健康服務使用者運動。本章最後一部分則提到，為何面對諸多批評，此領域的醫學模式仍然繼續形塑與主導我們對精神痛苦的理解和醫療措施。

第一節　瘋癲的模式

歷史上，對「瘋癲」的傳統解釋可以歸為三大陣營：宗教、醫學和心理社會（psychosocial）。一如所料，在人類歷史的大部分時間裡（今日在世界大部分地區亦然），宗教解釋具宰制地位。例如，《聖經》告訴我們，以色列人的第一位國王掃羅和巴比倫王尼布甲尼撒二世都冒犯了上帝，都受到懲罰而發瘋了。在西方最古老流傳至今的文學作品《伊利亞特》和《奧德賽》中，以及希臘悲劇作家埃斯庫羅斯（Aeschylus）、索福克勒斯（Sophocles）和歐里庇得斯（Euripides）的劇作之中，有很多關於男女變瘋的描述，通常大部分是來自上帝的命令。瘋癲是「魔鬼附身」（demonomania）所引起的，這個觀念最晚到十八世紀的英格蘭已出現，是由著名公眾人物、衛理公會的創始人衛斯理（John Wesley）所主張的。[31]

與宗教解釋並存而又往往對立的瘋癲概念，就是從身體或大腦尋找原因，這是希臘醫師希波克拉底（Hippocrates of Kos）首先提出的觀點。史考爾（Andrew Scull）概括了該模式的重要元素：

在希波克拉底醫學的中心思想中，人體乃是一套系統，多種內在元素運行其中，它們彼此相互關聯，也跟外在環境持續交互作用。此外，這套系統緊密地扣連在一起，即使是局部的病變，也可能影響到全體健康。根據這個理論，每個人都由四種互相爭奪優勢的元素構成：血液讓身體變得濕熱；黏液讓身體變得濕寒，同時也形成無色的分泌物，像是汗水和淚水；黃膽汁或是胃液使身體變得燥熱；黑膽汁則使身體變得燥寒，它起源於脾臟，讓血液和糞便的顏色變黑。天生條件不同，所以這四種體液每個人的組成也比例不同，於是性情也不一樣：血液供應充足讓人樂觀；黏液較多的人則蒼白淡漠；膽汁過多的人會暴躁易怒。[32]

這些體液之間的平衡，可能受到內部因素（如飲食、睡眠不足或情緒紛亂）和外部因素（環境條件、戰爭）的影響而失衡，結果引致心智紊亂。在這種情況下，醫師的任務就是透過諸如放血、催瀉、嘔吐等程序來恢復體液之間的平衡。

這個模式具有深遠的影響。正如史考爾所說：

這一套核心的疾病假設和治療法，不只在希臘地區造成了巨大的影響，更影響到羅馬帝國，甚至在羅馬滅亡、整套理論幾乎從西歐消失殆盡後，還能在十和十一世紀時，再從阿拉伯世界重新傳回來。從那時直至十九世紀初期，所謂的體液醫學（儘管有些修正形式），在西方就成為難以撼動的正統自然主義疾病觀，主宰了醫學長達數百年之久。[33]

在劇作《瘋狂喬治王》（*The Madness of King George*，後來曾改編成電影）中，班尼特（Alan Bennett）生動地描述道，於十八世紀後期，如催瀉、放血、嘔吐甚至更可怕的生理療法，仍然用於治療所謂的精神疾病。

相較於宗教理論上的解釋，精神痛苦的體液理論可以看作是一種進步，至少它聲稱是基於唯物主義／科學，而不是宗教，不會將瘋癲視為上帝的某種懲罰，因而動搖與瘋癲有關的汙名。也就是說，體液理論經常受到宗教人士反對，又與宗教解釋共存，尤其是在社會動盪時期（包括早期資本主義興起）會更為尖銳。例如，在宗教改革時期，伴隨著整個歐洲大規模的獵巫行動，有五至十萬名婦女被指控與魔鬼結盟或被魔鬼附身，遭受火刑或其他同樣恐怖的方式而死在宗教迫害者手上。

關於瘋癲和心理健康的宰制觀念，如同一般的統治思想，往往在政治和社會變革和動盪的時期受到挑戰。在這時候，最進步的思想挑戰最反動的觀念。封建主義過渡到資本主義就是這樣一個時期。舉例來說，歐洲許多女性一度被指控為女巫而遭到火刑，在這同一個社會，到了將近三百年前，佛洛伊德誕生和創立精神分析學說。在這個時期，社會開始採取人本觀念，也就是說，瘋癲的起源不是上帝干預或體液失衡，而是與人的生活經歷有關，尤其是失落、痛苦、衝突和背叛。正如史考爾所觀察到的，無論是悲劇或喜劇，瘋癲是貫穿莎士比亞許多劇作的主題，例如在《泰特斯・安特洛尼克斯》（*Titus Andronicus*）中，劇作家描繪「一個失常的瘋癲世界，我們看到道德規範消失、人性被撕裂」。[34] 同時在《李爾王》中，瘋癲變成自然現象：

> 國王的瘋癲一點一點地顯現出來，看似是因為受到寒風暴雨吹襲，但更重要的是，他受到一連串心理上的重創而崩潰：被自己的兩個女兒背叛，瞭解到自己過去的愚昧和罪疚，最後還要對面三女寇蒂莉亞之死。[35]

我們後面將要看到，同樣的人本立場也將成為挑戰當前醫學模式的核心觀念。各種「瘋癲」（思覺失調）和輕度精神痛苦都是根植於我們的失落感或受虐的生活經歷。

大約兩個世紀之後，瘋癲的宰制觀念在另一個政治和社會動盪的偉大時期再次徹底地受到了挑戰。羅伯特—弗勒里（Tony Robert-Fleury）在一八七六年的著名畫作《皮內爾使瘋癲者自由》（*Pinel Freeing the Insane*）呈現了改革的一幕：精神科醫師皮內爾（Phillipe Pinel）

於法國大革命前夕，在巴黎薩爾佩特里厄爾（Salpêtrière）醫院解開女性精神病患者的鎖鏈，並將患者納入因大革命而獲得的人權保障範圍。弗爾（Elizabeth Fee）和西奧多・布朗（Theodore M. Brown）提到：

皮內爾與其同代人基於人本觀念，要使精神疾病患者從牢籠之中釋放出來，在改革後的精神病院中，徹底發展出新的「道德療法」（moral therapy）。這種解放使得醫師與病患成為治療上的盟友，患者的生活處境和社會環境在此關係中變得更為重要，否則他們以前都不被當人看，只是「瘋子」和「瘋女人」。36

在英格蘭，圖克（William Tuke）和他的貴格會同仁在約克建立了精神病者的療養院，他們所實踐的「道德療法」體現了同樣的方法。此前，只有少數被視為瘋癲的人被關在醫院裡。相反地，正如史考爾所說：

與過去幾個世紀一樣，照護精神病患者的擔子主要還是落在家人身上。基於低下階層的貧窮和差劣的生活條件，患者家人也只能採取粗糙馬虎的權宜之計。有些病人會被鎖在閣樓、地窖或是房子外圍建物之類的地方，完全稱不上有什麼值得羨慕之處。37

至於富裕的瘋癲者（包括著名的薩德侯爵），通常被供養在迅速增長的私人精神病院裡，帕里—瓊斯（H. L. Parry-Jones）稱為「心理疾病服務業」。38法國大革命之後，道德療法興起，全國各地小型精神病院出現，使人們產生希望，要找到更人性對待精神痛苦的方法。然而，希望很快就破滅。正如皮爾格里姆（David Pilgrim）和羅傑斯（Anne Rogers）的評論：

現實情況是，為貧民設立的精神病院與改革者的願景相去甚遠。一些療養院試圖複製基於道德療法的制度，但它像其他醫療體系一樣很快被拋棄了。就像濟貧院（workhouse）一樣，精神病院迅速成為「最後一線」的大型嚴密機構，然而這種定位就是一種汙名。儘管精神病院由醫療人員經營，但他們未能提供治療，違背了對精神失常者的醫療承諾。39

歷史學家泰勒（Barbara Taylor）在她的著作《精神病院裡的歷史學家》（*The Last Asylum*）舉例提到這種醫療上的退步。她寫下了個人的經歷：一九八〇年代末米德爾塞克斯（Middlesex）的費尼恩（Friern）醫院關閉前，自己曾以患者身分在那裡待了一段時間。費尼恩醫院成立於一八五一年，那時人們叫它科爾尼哈奇（Colney Hatch）精神病院：

至少從設計概念上看，它展示了精神醫學開明的一面，而不是陰沉的精神病院。美麗的園區和精心設計的建築物立面……代表它是聲望卓著的機構，目標是寬慰和治癒脫序的心靈。瘋人院用鎖鍊和鞭子「管理」收容者，因而惡名昭彰。但現在這個具有典型維多利亞風格的精神病院，卻讓病友去工作。40

科爾尼哈奇像其他的精神病院一樣，成為自給自足的社區，擁有自己的農場、果園、麵包店和工作坊。在《國會法》的規定下，每郡都得設立精神病院，但正如泰勒所觀察到的，就像許多其他精神病院一樣，幾十年下來，科爾尼哈奇已成為苦難和殘破的代名詞：

十九世紀下半葉，精神病院的人口迅速增加。一貧如洗的患者從濟貧院和臨時收容室擠進來，精神病院「塞滿了年久失修的瘋子」。道德療法在重重壓力下失敗了，除了收容者人滿為患，原因還有「財務單位錙銖必較、院方管理者工作量太大、護理人員訓練不足又沒人監督」。到了一八六〇年代後期，大多數精神病院都恢復採用約束衣等身體拘束法。直到十九世紀末，精神病院改革先驅對於治癒病人的信心已完全消失，如同衰敗的建築物一樣黯淡，遺傳決定論取而代之，住在院裡的心智失常者現今變為「退化」和有「缺陷」的人。照護淪為監護主義（custodialism），精神病患者被視為「有汙點的人」，精神病院成為了他們的監獄。[41]

泰勒筆下的精神病院經歷，就如她在科爾尼哈奇的日子，浮現出一個更為普遍的議題，也就是資本主義與心理健康的關係。對於有心理健康問題的民眾，社會原本想供更人性化的治療方法，但如書中所述，那些進步的觀念和行動，都被資本主義社會的壓力和篩選所顛覆、傷害和扭曲，甚至道德治療也被當成是一種社會控制方式。[42]人滿為患是核心問題。一八二七年，英國精神病院平均每家收容了一百一十六名病人；到一九一〇年，數字變為一千零七十二人。[43]從十九到二十世紀人數持續增長，甚至到了一九五〇年代，每天關在英格蘭和威爾斯精神病院的病患平均約有十五萬人。人數如此大規模增長是個值得討論的問題，但有三個因素尤為重要。

首先，崛起的資產階級（不僅在英國）決心要將那些能夠工作和那些不能工作的人分隔開來。無論是哪種機構，濟貧院、監獄或者精神病院，都是資產階級為此目的所找的「制度性解方」。正如史考爾早期著作《瘋癲的博物館》（*Museums of Madness*）所述：

> 精神病院能打造為具有威權結構的準軍事單位，它似乎很適合用來培養勞動力的各種特性，包括樹立「正當」的工作習慣，畢竟勞工總是特別想抗拒單調、規律和日復一日的工業化勞動。[44]

第二，工業化和城市化對個人和家庭的身體和心理健康產生了影響。在一八四四年的研究著作《英國工人階級狀況》中，年輕的恩格斯絕佳地描繪出，在工業資本主義的新世界中，男女勞工的生活如何被徹底顛覆。這段文字日久彌新：

各種各樣的災害都落到窮人頭上。城市人口本來就夠稠密的了，窮人還被迫擁擠地住在一起。他們不得不呼吸街上的壞空氣，還成打地被塞在一間屋子裡，在夜裡呼吸那種簡直悶死人的空氣……給他們穿的衣服是壞的、破爛的或不結實的。給他們吃的食物是壞的、摻假的和難消化的。這個社會使他們的情緒劇烈地波動，忽而感到恐慌，忽而覺得有希望，像野獸一樣地被追獵，不得安心，不得過平靜的生活。除了縱慾和酗酒，一切享樂都被剝奪了，可是每天都在工作中弄得筋疲力盡，激得他們不斷投入其中，畢竟那是唯二能得到的享樂。如果他們挺過了這一切困難，那麼也會失業，成為危機時期的犧牲者。這時，保留給他們不多的一點東西，也要全被剝奪。45

在這樣的生活條件下，家人又無法照護有心理問題的成員，想當然耳，很多工人又都有酗酒和感染梅毒等狀況，以上諸多因素都成為當時進入新精神病院的常見原因。

在法國大革命後幾十年，人們本來樂觀地認為瘋癲可以治癒，到了十九世紀末，終究被一種治療悲觀論所取代，人們開始將發瘋等同於「人生宣判毀滅」，毫無片刻的希望。優生學論者也推波助瀾，強調瘋癲會遺傳，尤其會影響工人階級。著名神經學家西拉斯・米契爾

（Silas Weir Mitchell）在一八九四年對美國精神醫學會（American Psychiatric Association）的籌辦者發表演說，他抨擊這種悲觀情緒，並斥責在場的醫療管理者，他稱他們管理的病患為：

> 一群行屍走肉、可悲的病人，就連懷抱希望的能力都失去了，坐成一排，遲鈍到不會絕望，由護理員看著。沉默又陰森的機器人，只會吃跟睡、睡跟吃。[46]

第二節　精神醫學的恐怖歷史

這大約已經是二十五年前的事了。我在英國一所偌大的精神病院裡，坐在前廳等待，那裡住著的是在襁褓時收養我但患了失智症的養母。當我進入病房的時候，負責的護士從口袋裡掏出了一串鑰匙，打開門進入一個大廳，裡面一排排的床，其中一張難以辨認的，我養母正在那裡躺著。鑰匙在那條靜默的走廊中叮噹作響，我至今仍然容易回想起那個金屬聲，它代表了被漠視的一群人，在幾個世紀裡的重門深鎖和沒有希望的院舍之中迴盪著。從有形的物質而言，鎖具早已化為烏有，但在這些議題上，人的心智仍受禁錮而難以自解。[47]

塞奇威克的養母於一九五〇年代住在英國精神病院，與上文中米契爾的評論相較，塞奇威克的悲痛回憶更加凸顯了，在過去半個世紀以來，心理健康問題患者得到的照護幾乎沒有什麼改變。米契爾所提到的治療悲觀論若真的存在，在一九五〇年代初更為明顯。

當然在這段時間內，主流精神醫學的觀念並非沒有受到挑戰。例如，許多第一次世界大戰士兵受苦於「彈震症」（shell-shock，今天稱為創傷後壓力症候群〔post-traumatic stress disorder〕），就連中產階級出身的軍官如詩人薩松（Siegfried Sassoon）也身受其害，這就足以反駁精神障礙的遺傳理論，並支持另一種觀點，也就是說，彈震症可能是軍人對恐怖戰爭的不自覺心理反應，而不是逃避戰爭的手段（當然，這並不能阻止三百多名英國士兵被當作逃兵遭受處決）。

因此，少數精神醫學家主張採用更人性化的應對方法，通常包括以談話療法取代先前殘忍且具懲罰性的行為主義「治療」。派克．巴克（Pat Barker）在小說《重生》（*Regeneration*）中，有力地描述這一時期精神醫學的實踐和辯論。同樣，在第二次世界大戰之後，心理治療師諸如麥斯威爾．瓊斯（Maxwell Jones）和比昂（Wilfred Bion）發展出更民主和集體的精神問題治療法。例如瓊斯在蘇格蘭丁格爾頓（Dingleton）醫院或其他地方創立的團體治療和治療社區（therapeutic community），以有意識的政治和治療方法來應對一九三〇年代崛起的法西斯意識型態。

然而，二十世紀上半葉歐美精神醫學家所採用的一些做法卻非常落後，他們的工作方式會有意或無意地遵照自身統治階級的意志。這裡篇幅所限，不能充分討論以「治療」為名的殘忍做法[48]，它們通常主要實驗在男女工人階級身上，不過，我還是會舉一些例子說明當時相關的氛圍。

上文提到，第一次世界大戰期間士兵被迫重返戰壕，當中精神醫學扮演怎樣的角色。士兵出現彈震症的各種症狀，不願再繼續戰鬥，該如何處置，各方精神科醫師彼此爭論。史考爾逼真地描述了其中一種方法：

不約而同，德國、奧地利、法國和英國的精神科醫師都利用強力的電流在病人身上觸發巨大的痛苦，以迫使他們放棄症狀，讓啞吧說話、讓聾子聽見、讓瘸子行走。德國醫生中最有名的是考夫曼（Fritz Kaufmann），是考夫曼療法的發明人，他用強力而令人痛苦的電流去刺激病人癱瘓的肢體；治療時一次會刺激好幾個小時，同時大聲喝令進行軍事操練。這樣做的目的，在於讓患者放棄對症狀的依附，並且準備好可以重回殺戮戰場。[49]

史考爾指出，令人震驚的是，考夫曼並不孤單，法國和英國的精神科醫師「熱切地使用完全相同的方法」，這主要是出自於軍方上層的看法，無論這些醫師是否有同情心。

第一次世界大戰之後的幾十年裡，各種規模的身體治療法發展出來，但無論有意與否，對於深陷痛苦的個體來說，反而造成更大的折磨。其中包括蓄意令患者感染瘧疾，以此治療由梅毒引起的全身麻痺性癡呆（Generalised Paralysis of the Insane）；對患者進行手術（包括摘除器官），因為相信精神疾病根源於身體不同部位的慢性感染；胰島素休克療法（insulin coma therapy）；電痙攣療法；廣泛使用的精神外科手術，包括腦白質切除術（lobotomy）和前額葉腦白質切除術（leucotomy）。到一九五一年，美國有超過一萬八千名患者接受腦白質切除術。雖然以電痙攣療法治療憂鬱症的有效性或其他方面的爭論仍在繼續，但大部分這些殘忍和有害的「治療」，早已被拋進歷史的垃圾堆了。

第三節　納粹政權下的精神醫學

接著，換另一種規模來看，英國重要的精神醫學家伯恩斯（Tom Burns）稱它「毫無疑問寫下了精神醫學歷史上最可恥的一頁」，就是由專家參與的T4計畫（Aktion T4）。德國納粹政權有系統地滅絕全國大約七萬名精神病患者和學習障礙者，人數在第二次世界大戰結束時上升到了大約二十萬名。[50]

滅絕精神病患者的計畫，此等奇恥大辱，正是由一些著名精神科醫師所組織領導，當中沒有人強烈反對……大部分的相關專家或許沒有抱持極端思想，但也沒有表達任何有效的反對意見。精神醫學界沒有比周圍的其他專業工作者好多少，甚至在此事例中更糟糕。這些錯誤難以寬恕。[51]

伯恩斯正確地指出問題所在，精神醫學界與納粹政權勾結的原因之一，就是優生學，當時這種意識型態在精神醫學界和一般社會中有很大的影響力。據此，有心理問題和學習障礙的人是「退化的人」，他們的生活不值得過下去。另一個原因是，精神醫學界渴望在政治上和專業上受到尊重和認可。還有一個重要的因素，他們視自己超然於政治之上，純粹出於科學動機才推動滅絕計畫，因此拒絕正視自己的政治角色，不承認自己被當作社會控制工具，尤其去對付窮人、少數族裔和婦女。一九三〇年代，精神醫學人士普遍都有狹隘的實證主義科學觀，無疑使他們更容易否認或忽視與納粹合作的倫理和政治效應。在這方面，他們並非孤例。歐洲社會工作史學家洛倫茲（Walter Lorenz）提到，德國社工界有同樣可恥的歷史，他們與納粹勾結，許多成員參與評估，去篩選出有心理問題和學習障礙的人，以判定是否進行絕育或更可怕的處置法。洛倫茲寫道：

他們秉持價值中立和科學的超然態度，堅持完成專業工作（尤其在「不順從」、「政治活躍」的社會工作者被解僱或遭監禁之後），覺得不需要對自己的評估後果負責。事實上，他們可能沒有意識到這些工作在國家脈絡下造成的所有影響。52

這些「恐怖歷史」使得人們質疑何謂精神醫學的專業。塞奇威克指出，精神醫學的批判者內部也有一些長期爭論。有一種看法認為，過往這些做法都是源於精神醫學的權力和方法遭到**濫用**，換句話說，他們相信精神醫學能走向人性化；另一種看法則認為，以心智的生物醫學論為基礎，要找出精神痛苦的根源，這種專業目標本身必然會帶來壓迫和濫用。[53]這方面值得注意的是，精神醫學有不同的傳統，有些比較激進。除了下一章討論的精神分析方法和第四章討論的一九六〇、一九七〇年代的反精神醫學運動之外，激進傳統還有上文提到的二戰後期社會精神醫學運動，如批判精神醫學網絡（Critical Psychiatry Network）的當下運動（present-day movements），以及瑞士精神醫學家布魯勒（Eugen Bleuler）等激進先驅者。

在科學實證主義盛行幾十年前，人們認為可將自然科學方法完全應用於人類心智，但我們沒有理由判定，此觀念在現下的影響力已不如一九三〇年代。舉例來說，在一九七〇年代中期，兩位重要的精神醫學家就撰文批判科學實證主義。雖然當時的人都廣泛接受此觀念，但他們認為精神痛苦根植於人們的關係和生活經歷，精神科醫師和其他人都需要認真傾聽他人的心理健康問題：

今天，人們認為精神病理學（mental pathology）源於常態心理學（normal psychology），

可以從錯誤的人際關係或自我內在關係來理解，並從患者情緒發展出錯的分叉點，以再教育或精神分析進行修正。採用這種方法後，我們做了一切努力，獻身撰寫大量的文章，但成果有限，也尚無定論。相較之下，藥物在精神醫學領域的使用逐年增加，因為患者是大腦受苦，而非心智受苦。**然而，要從這種新醫療方法得到成果，意味著精神醫學將重新定位，從聆聽變成觀看。**[54]

事實上，相較於收集資料去建立診斷基礎，認真聆聽他人的心理健康問題、接收他的心聲和體驗，這種方法從未占據過精神醫學實務的重要位置。第三章會討論到精神分析的一些例外成果，但它也從未成為英國成人精神醫學中的主流論述。更常見的是，沒有人聆聽患者的經歷，他們的看法和體驗被貶低或視為沒有價值。波特（Roy Porter）在他的瘋癲史中，引用了英國精神病院兩名患者的經歷，時代前後相隔一百多年。第一位是約翰．珀西瓦爾（John Perceval），他父親是被刺殺的首相斯賓塞．珀西瓦爾（Spencer Perceval）。約翰在一八八三年寫下回憶錄，波特形容為：「出自患者過去的經歷，可說是精神病院生活最具洞察力和最痛苦的紀錄」：

我的身體、靈魂和精神不能自主，屈服在那些男人的控制下，但彷彿只為了配合他們的惡意和愚蠢。我想，我的沉默被當成同意。我的意思是，他們從未告知我們接下來要做哪些事；以哪種方式、給哪種藥是適當的，我們的看法如何？他們從未問過我們想要什麼。我們期待、喜歡什麼？是否有任何反對意見？

大約一百二十年後，在一九五〇年代，在兩名國會議員撰寫的英國精神病院狀況報告中，收錄了一名前院友的回憶：

他們不允許我寫信給最好的朋友，告訴她要到哪裡找我……職員不理我……我以為這種手段一定是一種研究精神疾病的新方法；但我很快知道，它似乎只是基於一種冷酷無情的信念，即精神失常的人不會感到痛苦，他們所表達的問題必然都是「幻想」而已。55

這類經歷絕對不是幾件個案而已。史考爾評論道：

社會在道德、社會和身體方面排除他們的人類資格，將其鎖在不受外界目光凝視的機構裡，剝奪了他們道德行動者的地位。由於他們的精神狀態，院方假定他們缺乏能力為自己做出明智選擇。院方會控制患者的全部人生，大部分患者都無能為力，但有一些會試圖反抗。[56]

這種極端的無力感，正是高夫曼（Erving Goffman）筆下「全控機構」（total institution）造成的特性。在他一九六一年的名著《精神病院》（*Asylums*）中，高夫曼提到，「全控機構」包含一種觀念，即有精神問題的人其生命及心聲的價值較低（毫無疑問地，這種觀念有許多成分跟種族主義雷同）。因此，收容人被當成「實驗」對象，例如在美國阿拉巴馬州的塔斯基吉（Tuskegee）精神病院，從一九三二年至一九七〇年代初的四十多年間，大約有六百名黑人在不知情或沒有表示同意的情下，被當作受試者去測試梅毒長期反應。對於這段歷史，用波特的話來說，是「小小呼應了納粹精神專家所犯下的暴行」。[57]

第四節　從精神病院到《精神疾病診斷與統計手冊》第五版（DSM-5）

英國和美國的精神病院人口在一九五〇年代中期達到高峰，此後迅速下降。在英國，精神病院可用病床的總數（所有年齡和所有專科合計），從一九五五年大約十五萬張的高峰，下降到二〇一二年大約二萬二千三百張。這種急遽下降的成因，已有不同的解釋。最初的看法認為，起因是新式抗精神疾病藥物的發明和引進，如用於思覺失調症等狀況的氯丙嗪（Largactil）。不過，這種說法受到大量質疑，理由包含時序不符（數字下降早已在新藥引入治療前已開始），跌幅最大的族群包括大體上沒有接受藥物治療的老年患者。此問題的重要權威史考爾總結道：

許多學者在系統性地審視了現存可及的證據後，得到類似的結論：新藥對於去機構化（deinstitutionalisation）的影響頂多是間接的和有限的，社會政策有意識的轉變才是造成精神病院淨空更重要的決定因素。58

社會政策有這些轉變，就是經濟上、意識型態和政治上的壓力所導致。經濟方面而言，史考爾提出「財政危機論」，認為刪減醫院服務主要是由於財政原因，但以一九五〇年代早期去機構化運動的脈絡來看，卻不那麼令人信服，因為當時美國和英國仍然處於資本主義擴張的時期。到了一九六二年，右翼保守黨議員暨衛生部長鮑威爾（Enoch Powell）提出醫院計畫（Hospital Plan），宣布關閉英國精神病院，其背後的推動因素無疑是財政考量和縮小政府規模。從一九七〇年代中期開始，全球經濟萎縮，新的意識型態——最初被稱為貨幣主義，其後稱為新自由主義——站穩腳跟時，財政危機論才更加令人信服。例如，到了最近這時期，也就是一九九八至二〇一二年間，政府好幾次大規模刪減醫院服務，英格蘭精神病院的住院病床數目減少了百分之三十九。[59]

在廢除精神病院和促進「社區照護」方面，意識型態的因素也很重要。正如塞奇威克所評論的，意識型態在此的作用可從古典馬克思主義的角度上來理解：

> 它不是為了反映或傳達關於現實的想法，相反地是作為煙幕，為了少數權勢者的自身利益而掩蓋社會壓迫的痛苦事實。英國的情況不比美國好到哪，「社區照護」和「取代精神病

院」的口號掩蔽了真相，給精神病患者的實際服務日益減少；在監獄和廉價床舍（common lodging-houses，譯注：維多利亞時代供極度貧困者租用的廉價住房）中，身心障礙、遲鈍和癡呆的男性日益增多；地方當局為精神病患者提供的住宿匱乏，日照中心和專業社工資源也一樣；成千上萬的精神病患者被拋棄在孤立無援的原生家庭環境中，家人徒勞地為精神病患者成員申請住院、喘息服務，尋求諮商、支持或是患者診斷和藥物治療的基本訊息。60

對於義大利的去機構化政策，史考爾也提出類似的觀點：

跟所有其他地方一樣，義大利人關閉精神病院，卻懶得提供替代機制來處理重度精神疾病帶來的問題。大部分的負擔都轉嫁到病人的家庭中，只能自己面對社會困難，不斷大聲求助。其他病人只是從公立精神病院轉到私人療養機構，政府卻宣稱幾乎不知情。還有一些病人進了監獄或是流落街頭……社區照護只是一場騙局。61

塞奇威克和史考爾都指出這個兩難困境，那是心理健康運動的倡導者得繼續面臨的挑戰。政府致力於減少國家支出，增加私人機構在健康和社會照護的角色，刪減傳統的心理健康服務。但儘管傳統的服務有缺點和侷限，但替代方案往往比既有的更不可取。

為了幫助接受治療的精神疾病患者，對精神病院和精神醫學的許多批評，都是出於人道主義的關懷，也大多來自左派陣營。但這一事實掩蓋了上述的兩難困境。諸如普拉斯（Sylvia Plath）的小說《瓶中美人》（*The Bell Jar*）、肯・克西（Ken Kesey）的同名小說與改編電影《飛越杜鵑窩》等作品對精神病院與精神科實務充滿太多批判。最重要的是，一九六〇年代所謂「反精神醫學運動」的觀念基礎，是彙集自不同的的思想家，包括蘇格蘭精神醫學家連恩、社會學家傅柯和高夫曼，以及美國精神醫學家薩斯。這些將在第四章討論。

當時精神醫學受到批判的核心問題之一，是診斷的有效性。這個批判得到一項學術研究的大力支持。史丹佛大學的心理學家羅森漢（David Rosenhan）教授進行一系列實驗，其結果發表在一九七三年出版的《科學》（*Science*）期刊，題為〈精神病房裡的正常人〉（On being sane in insane places）。羅森漢的研究分為兩部分進行。第一部分找心理領域的同仁來幫忙，他們扮成患者（三名女性和五名男性，包括羅森漢自己），假裝罹患幻聽，試圖入住美國五個州內各地區的十二所精神病院。所有人都能入院並被診斷罹患精神疾病。入院後，假患者表現正常，並告訴工作人員他們感覺良好，不再有任何幻聽。但獲釋的條件是，所有人都得被迫承認罹患精神疾病並同意服用抗精神疾病藥物。他們在醫院的時間平均為十九天，除了一人，其他人釋放前都被診斷為思覺失調症而處於「緩解期」。

在研究的第二部分中，有位不服氣的醫院管理者前來挑戰，他要羅森漢派假患者到自己的醫院，旗下員工能夠辨認真偽。羅森漢同意。在接下來的幾週內，該醫接受了一百九十三名新患者，工作人員指出其中四十一名是假扮的，有十九人受到至少一名精神科醫師和一名工作人員的懷疑。事實上，羅森漢並沒有派任何假患者去這間醫院。62

然而，對精神醫學的挑戰並不僅限於學術研究人員。在羅森漢文章發表的同一年，同志社會團體發起運動，成功說服美國精神醫學協會，在精神醫學「聖經」《精神疾病診斷與統計手冊》中刪去同性戀類別，不再把它歸類為精神疾病。這項成果與羅森漢的實驗結合，接續十幾來年對主流精神醫學持續增加的批評，一位評論者談到：

這項成果顯示，即使精神科醫師們對某項診斷意見一致，仍可能把某些非疾病的狀況當成疾病。或換句話說，精神科醫師似乎並不知道疾病與健康之間的區別。63

羅森漢的研究如此總結：「很明顯，我們無法從精神病院裡區分精神健全與精神失常的人。」並且強調精神病的危害在於不把人當人看，又貼上標籤。

第五節 《精神疾病診斷與統計手冊》：日常生活的醫療化

精神醫學產業各方面受到批評，精神醫學界（更準確地說，如美國精神醫學會那樣的帶頭組織）的回應大多相同，尤其是認為大多數精神疾病都有生物學基礎，並展現於一九八〇年出版的《精神疾病診斷與統計手冊》第三版。

自一九五〇年代初開始，不同版本的《精神疾病診斷與統計手冊》（以下簡稱DSM）就為精神科醫師提供精神障礙的分類。然而，DSM第三版與過去版本在兩個主要方面有所不同。首先明顯的是，它篇幅大得多了。DSM第一版發行於一九五二年，長達一百三十頁，列出了一百零六種障礙；而第三版有四百九十四頁，列出了二百六十五的診斷類別（沿著這一趨勢，一九九四年發行的第四版，厚達八百八十六頁、列入二百九十七種障礙）。

第二個不同處在於，ＤＳＭ第三版作者群的主要焦點在於，要克服如羅森漢實驗所揭示的問題，也就是診斷的一致性。對於其主要作者斯皮策（Robert Spitzer）而言，這意味著要拋棄ＤＳＭ以及美國精神醫學一直以來的範本，也就是精神分析在臨床實務上那些含混不清的觀念。他們要回到十九世紀後期，重拾精神醫學創始人克雷佩林（Emil Kraepelin）開創的觀察方法。斯皮策告知作家和心理治療師格林伯格（Gary Greenberg）：「精神醫學被認定為醫學專業比較好……否則都被當成假科學。」[64] 在實務中，這意味著拋棄原本的假說，不再妄稱要理解精神疾病的起源和本質，改和克雷佩林一樣，專注於精神科醫師唯一能聲稱知道的事：觀察到了什麼？這意味著要為各種狀況（如憂鬱症和思覺失調症）製作症狀清單。以憂鬱症為例，八種症狀中符合五項（睡眠困難、對日常活動失去興趣、食欲不振等），就需要診斷為憂鬱症。

這種方法比較不會產生模糊地帶，減少爭議。然而，格林伯格指出，這種方法有個重大缺陷，斯皮策也意識到了。雖然修訂後的ＤＳＭ明顯改善了**信度**，診斷標準讓臨床醫師更能達成共識；但它沒有解決**效度**的問題，診斷內容難以描述實際疾病的狀況。但是，格林伯格評論道：

斯皮策製作了一本時髦的精神障礙字典，精神科醫師於是能識別出我們的小毛病而毋須求助於晦澀難懂的語言，或者任何其他毫無意義的語言。結果很轟動。DSM第三版恢復了自家人與外部人士對精神醫學的信心，也是國際暢銷書。[65]

DSM第五版於二〇一三年出版，在物質上和意識型態上影響都是巨大的。在物質方面，診斷人數激增，大藥廠熱切地為每種新病症推銷藥物，以此獲得龐大利益。它還促使精神醫學家和這些製藥公司密切合作。過去一九六〇年代的社運分子和批判社會學家常常提到「軍事—工業複合體」，現在精神醫學的批評者會援引的名詞就是布雷金（Peter Breggin）所謂的「精神醫學—製藥工業複合體」。

DSM第四版的作者們得篩選和定義精神障礙，但當中大約有一半人與製藥工業有財務關係，可能會導致直接利益衝突。這一事實表明，精神醫學與「大製藥公司」之間存在一定程度的勾結。[66] DSM工作小組的專家成員與製藥公司的連結甚深，特別在某些診斷項目中，如思覺失調與情緒障礙，藥物是第一線的治療方式，相關的專家成員百分之百與製藥業有財務關係。DSM也是美國精神醫學協會的主要收入來源，每年賺取超過一億美元。

從意識型態方面而言，DSM為人性和日常生活的醫療化發揮了作用。例如，在DSM第四版長達十年的增修和第五版的準備工作中，工作小組所提出的改變，都會使正常悲傷成了精神障礙。DSM第四版（一九九四年）的編輯法蘭西斯（Allen Frances）博士帶頭批評第五版，因為新的診斷範疇激增。他說道：

> 喪失親友之痛（bereavement）重新歸類為憂鬱症的症狀，不僅會增加不必要的藥物使用率……還會將這種有尊嚴的哀痛降低為哺乳類和人類的身心狀況。67

DSM第五版包含其他一些提議，也讓法蘭西斯感到擔憂。在接受《崩解：為什麼精神醫學造成的傷害多於益處》（*Cracked: Why Psychiatry is Doing More Harm Than Good*）一書作者詹姆斯．戴維斯（James Davies）的訪問裡，法蘭西斯疾呼：

> 新項目「廣泛性焦慮障礙」（generalised anxiety disorder）會將日常生活中的不安和痛苦轉為精神疾病。「輕度神經認知障礙」（minor neurocognitive disorder）可能將正常老化的健

忘轉為精神疾病。「侵擾性情緒失調障礙」（disruptive mood dysregulation disorder）會將兒童耍脾氣視為障礙症狀。這些改變會擴大精神疾病的定義，更多人成為病人，更容易面臨有潛在危險的藥物。[68]

對於DSM第五版的提議補充內容，二〇一二年有一封線上聯署信也表達了類似的擔憂，並得到五十多個心理健康組織的支持，包括英國心理學會（British Psychological Society）、丹麥心理學會（Danish Psychological Society）和美國諮商協會（American Counselling Association）。這些組織與法蘭西斯一樣，擔心精神疾病的確診門檻降低後，更多人會被貼上不必要的患者標籤，對兒童和老年人等弱勢群體的不當治療也會增加。況且，當我們不再強調精神痛苦的社會文化成因，就會繼續錯誤地捧高生物學因素。聯署信總結道：

越來越多經驗證據表明，神經生物學並未能完全解釋精神痛苦的起因。新的縱貫性研究也顯示精神藥物治療的長期危害。我們認為這些變化對於患者（案主）、執業者和一般心理健康專業人士構成重大風險。[69]

對於心理健康問題，他們大聲疾呼，反對提高生物學因素的地位，也反對輕視社會因素。聯署信證明，許多服務使用者、社會工作者、臨床心理學家和少數精神科醫師，日益渴望擺脫目前主導一切的生物醫學模式或典範。

上文提到，批判者對DSM不滿的原因之一，是它缺乏效度，無法精確判斷思覺失調症等主要精神醫學範疇。當然他們不是要否認這些疾病相關的症狀（如幻聽）不是「真的」，或是不會讓人痛苦。

第二個不滿的原因是，DSM過分強調薄弱的生物學解釋，包括遺傳解釋。科學家也許會在未來某個時候產生新觀念或療法解決精神疾病問題，但現下卻不願去正視和處理社會和經濟因素。已有強大證據指出，貧窮和不平等與心理健康問題有因果關係。本特爾（Richard Bentall）強調：

> 為了發現精神疾病的遺傳起源，我們花費大量資源，也沒有停手的打算，但疾病的社會

> 根源則繼續被忽視……在這種脈絡下，重要的是，我們要注意到，沒有患者從精神疾病的遺傳研究中獲益，一個都沒有！許多人反而可能間接受到傷害。在遺傳論的阻礙下，社會沒有為患者發展適當的服務，在一個可恥的時期，還被用來證明屠殺患者是正當的……從患者的角度來看，可能很少有其他醫學研究領域投入這麼多努力，卻獲得如此慘淡的回報。[70]

第三個不滿的原因是，越來越多的證據表明，儘管製藥公司說得天花亂墜，但藥物往往不起作用。例如，有精神科醫師團體在《英國精神醫學期刊》（*British Journal of Psychiatry*）獲邀發表評論，他們談到抗憂鬱劑：

> 有強力的證據顯示，憂鬱症的症狀會好轉，主要是介入措施的非技術層面所致。最近對憂鬱症藥物治療的統合分析表明，藥物與安慰劑兩者的差異很小。
>
> 在嚴重憂鬱症患者的次群體中，藥物與安慰劑雖有臨床意義上的差異，但絕對值仍然很小，也可能只是患者對安慰劑的反應降低……總體而言，現有證據無法證實，抗憂鬱劑會發生作用，是因為修正患者本身的「化學作用失衡」。[71]

不管是精神疾病的生物學因素或藥物治療的有效性，證據都很薄弱，反而是社會學因素有強大的證據。有鑑於此，藥物介入是否仍必定是社會應對精神疾病的主要方式呢？

答案很大一部分不證自明，本特爾直截了當地說：「藥丸裡面藏金子。」事實上，製藥產業是世界上最賺錢的產業：

> 到二十一世紀初，排名前十的製藥公司的銷售報酬率為百分之十八點五，而其他行業的平均報酬率為百分之三點三。商業銀行平均報酬率為百分之十三點五，也追不上藥廠那麼高的利潤。到二〇〇二年，財富五百大（總收入最高的五百家美國公司）之中，排名最高的前十名製藥公司，其利潤加起來已經超過其他四百九十家公司的利潤總和。72

推動日常生活日益醫療化的，不是出於人道主義或利他主義的關懷，要去減輕眾人的精神痛苦，反而是資本主義的競爭使然：

> 製藥產業在精神醫學研究中扮演什麼角色？這個問題的討論重點在於，要先體認到，此

行業的主要目的是為股東賺錢。比起汽車、手機、罐頭或其他家用產品的製造商，藥廠並沒有更良善的動機……它們願意用盡一切方法向工業化國家的公民宣傳自家的產品，找人指導或讓他們學習向醫學專業求助，去治療各式各樣身體的、社會的以及人生的疾病。[73]

第六節　心理健康的醫學模式，今日路在何方？

那麼，當專業知識和實務受到質疑時，精神醫學的捍衛者如何回應這些批評呢？這裡將探討近期兩個回應。

在《我們需要的影子：精神醫學的本質和意義》（*Our Necessary Shadow: the Nature and Meaning of Psychiatry*）一書中，伯恩斯試圖提供新的理解，去反思「精神醫學是什麼？它能做什麼？不能做什麼？」。伯恩斯首先承認，在一般公眾和醫學專業人士之中，精神醫學受到了挑戰且地位低下。他引用了史考爾的話：

精神醫學反映了自身在認知領域的成果乏善可陳，治療能力一直沒有提升，在社會中不受歡迎，在大多數客戶間也聲名狼籍。精神醫學在社會分工中的享有的地位持續邊緣化，也不令人羨慕。它看起來是一門專業，但正當性總是岌岌可危。[74]

伯恩斯回應道，我們應接受大部分的批評，但仍繼續堅持精神醫學及其所依賴的價值（他重新定義後更強調關係的重要性）。精神醫學早期主張的價值，充分表達伯恩這本書的主調：

> 精神醫學犯了許多錯誤，也將繼續犯下更多錯誤。但是我希望，承認它帶來的大量益處，全面理解它實務上的限制，就能持平看待這些失敗。大多數向精神科醫師諮商的人，都會在會心（encounter）過程中獲益，從大多無法忍受的症狀中得到緩解。緩解或許並非永久，但對某些人來說，至少慶幸它可以挽救生命。[75]

上面已經探討過精神醫學的錯誤，以及一些精神醫學的「恐怖歷史」。當然，核心問題不是情緒和心理痛苦等現實情況，而是除了目前主流精神醫學所提供的方法外，是否有更好的理解和處理方法。

伯恩斯的書無意間凸顯了精神醫學知識基礎的固有矛盾。一方面，目前精神醫學的權威都建立在它與藥物的配合，並且遵循一種理論模式：堅稱各種精神狀態或疾病（憂鬱症、焦慮症、思覺失調症等）確實存在，而問題起源在於大腦。另一方面，正如伯恩斯所說，精神醫學實踐在本質上通常是實務操作，而與理論無關：

> 精神科醫師解決問題的方法，共事的護理師、心理學家和社會工作者也會使用。但醫師對「醫學模式」的成立負有特殊的責任。本質上，醫學模式是一種非常講求實用的治療方法，較少強調理論（「如果有效果，就繼續做；如果沒有效果，就停止」）。當然，精神科醫師用理論來構建他們的想法和指引行動，但他們並不侷限於任何一種理論。精神醫學沒有個別的學派。他們可能依據生物學、藥理學、心理學、生理學或社會學的理論來應對不同的患者（或者甚至是不同階段的同一患者）。他們隨時採用當下看起來最有用的工具。[76]

另外兩名精神醫學家沙柯（Premal Shah）和蒙坦（Deborah Mountain）在《英國精神醫

學期刊》二〇〇七年的一篇文章中，提出了一個類似的實用性理由，去證成應該在精神醫學中繼續使用醫學模式，文章題為〈醫學模式已死——不死的醫學模式〉：

> 我們認為，社會需要對醫學模式有個簡單的、包含醫學基本理念的定義，增進醫學模式的清晰度和精確性，同時亦不否認它的缺點。我們提議：「醫學模式」是一個過程，醫師根據現有的最佳證據，為改善健康施以介入措施，並隨時提出建議、協調或提供服務。醫學模式可以概括地用一句話形容：「它有用嗎？」。[77]

顯然，兩組作者都認為，避開精神醫學的「意識型態」問題，就能提供強而有力的一般理由，合理化精神醫學領域的醫學模式。實際上，他們做的卻是相反的事情。

首先，精神領域中的「效果至上論」，新工黨也在各領域的社會政策提倡過，都面對同樣的反對意見，反對者還更多。最重要的是，**對誰**有效？例如，從英國政府的角度來看，實施「工作能力評估」（Work Capability Assessment），在一些區域還以「認知行為療法」加強輔導，以成功迫使人們重新投入工作（稱為心理強迫法〔psycho-compulsion〕），有心理健康問題的人比較不會去領取補助了，就此而言是「有效的」。政府的錢省下了。但代價是，人們的壓力等級變高了，自殺率也上升，對承受壓力的當事人及其家人來說，這些做法很難說是「成功」。

其次，什麼算作證據？例如，大量研究證明，有心理問題的人更願意接受談話療法和不同形式的社會支持。服務使用者的看法就不算證據嗎？或者證據僅限於從隨機對照實驗所收集的數據？

第三，「精神科醫師採用的方法，主要由現有最佳的證據推動」，這種說法難以令人信服。上面已提到，精神料藥物的有效性等各種面向證據不足，再看看電痙攣療法的例子吧。雖然有些人，特別是那些經歷嚴重憂鬱症的人，無疑會感到電痙攣療法有幫助；但許多人卻沒有得到幫助，他們抱怨產生記憶喪失等損害性的副作用。為了解決這個問題，美國食品藥品管理局（Food and Drug Administration，以下簡稱食藥局）神經設備顧問小組（Neurological Devices Advisory Panel）的十八名成員，在二〇一一年會面後決定將電痙攣療法歸類為「高風險」：

專家小組收到了相關研究的三千零四十五份書面材料和一百五十四頁食藥局的「執行摘要」……並聽取了兩天的口頭陳述。討論所有這些資料後，他們進行投票，決定精神病患者用電痙攣療法是否會產生「高風險」問題，結果出爐，十比八通過，認為在憂鬱症患者身上有高風險；而其他病症的差距則更大（有點不合邏輯），例如針對思覺失調症患者以十三比四通過。[78]

儘管有這些有力且具影響力的證據，但在二〇一七年，英格蘭使用電痙攣療法的比例再次上升：

英格蘭國民醫療服務體系（National Heath Service）有五分之四的心理健康基金會提供獨家數據，顯示在二〇一五至二〇一五年間，醫療院所進行了二萬二千六百多次電痙攣療法，比四年前的二萬零四百多次增加了百分之十一。

接受電痙攣療法的患者也增加了，雖然增加幅度較低，但仍超過二千二百人，顯示每人接受電痙攣療法的平均次數比以前更多。[79]

電痙攣療法的用量增加，極大可能反映了上一章討論過的問題，也就是心理健康危機的兩個面向（憂鬱症人口上升的同時，「以社區為基礎」服務的減少），所以就更難證明，醫學模式是仰賴於以證據為主的實務。

最後，伯恩斯退一步改為強調，在心理健康治療中，醫病關係居於核心地位。他認為：「多年來，我也學會了關係是關鍵。」從某方面來說，這樣的立場更有理據。不同學科的大量研究證據證明，治療性轉變（therapeutic change）的成功，取決於工作者／案主關係的品質，而不是採用哪種療法。但對於那些醫學模式的捍衛者來說，這種立場會造成兩個問題。

首先，在精神科醫學界，伯恩斯是勢單力薄的少數派。在這個專業領域，尤其是美國在最有勢力的派別中，「心理健康問題的根源在於生物學」，這種論點的主導地位，比起以往任何時候都更強而有力。其次，很少精神科醫師可以聲稱，他們所受的訓練或知識基礎，在執行以關係為基礎的工作時，能為他們提供特定的專業技能。事實上，他們在這方面的技能可能不會優於其他專業同行，諸如心理治療師、諮商師或社會工作者。因此，為了拯救精神醫學而強調關係對心理健康的重要性，可能是一把兩面刃。

第三章

「精神官能症是社會疾病」[80]：馬克思主義與精神分析

第一節　導言

第二次世界大戰之後的幾十年裡，對心理健康和心理問題的主流理解，並非來自於生物精神醫學，反而是二十世紀之交創立的精神分析，其理論與實踐都出自於佛洛伊德。美國尤其如此。大多數美國精神科醫師都是受過精神分析訓練的分析師，精神分析概念亦是DSM早期版本的基礎。然而，精神分析的影響遠遠越出了諮商室。它的理論概念普遍存在於社會生活各個方面，部分要歸功於贊同佛洛伊德思想的出版品，如佛洛姆的《愛的藝術》（*The Art of Loving*），它在美國和全球都成為暢銷書。

有少部分的馬克思主義者，包括佛洛姆和馬庫色（Herbert Marcuse）在內，繼續捍衛佛洛伊德激進的思想遺產（這部分的認定通常差異很大），但都意識到，在戰後時期具主導地位的精神分析墨守成規，沒有些許的進步。例如，在一九八〇年代初期，大約有五百篇精神分析論文和書籍討論男女同志議題，其中，「只有不到六篇文章主張，同性戀應該也屬於一種令人滿足的心理結構（satisfactory psychic organisation）」。81

同樣，在討論精神分析對美國戰後女性受壓迫問題的影響力時，弗里丹（Betty Freidan）寫道：

> 在一九四〇年代結束之際，佛洛伊德思想迅速而徹底地獲得接受，但十幾年來卻都沒有人質疑，為何受過教育的美國婦女爭著要回到家中做主婦……經歷了大蕭條和二戰之後，佛洛伊德的心理學不只是一門人類行為科學，一種治療痛苦的方法。它更成為一種無所不包的美國意識型態，一種新的宗教……佛洛伊德和偽佛洛伊德的理論到處都是，就像細微的火山灰一樣。82

跨性別（transgender）族群的遭遇並沒有更好。正如邁爾斯（Laura Miles）所說：

直到二十世紀中期，在大多數的性學家、醫師和運動倡議者的眼中，性別轉換行為基本上與同性戀沒有差別。表達了「變性」欲望的人，通常被當作無法正視自身同性戀傾向的同性戀者，也就是「自我否定的同性戀者」。即使變性概念與同性戀的概念後來有區分開來，但許多佛洛伊德主義者仍然堅持了上述觀念數十年。直到一九六六年本傑明（Harry Benjamin）的著作《變性現象》（*The Transsexual Phenomenon*）一書出版之後，變性這個詞才真正進入醫學或社會範疇，或是更廣泛作為自我身分認同。83

在英國，精神分析對成人精神醫學的影響較小，但確實對其他心理健康領域產生重大的影響，諸如兒童輔導和社會工作，部分貢獻來自於一群傑出的精神分析師與其著作，包括佛洛伊德的女兒安娜·佛洛伊德（Anna Freud）、克萊恩（Melanie Klein）、溫尼考特（Donald Winnicott）和鮑比（John Bowlby）。

在臨床心理學和精神醫學中，精神分析很大程度上已經失寵了。總的來說，臨床心理學將研究和實踐方法建立在自然科學的經驗模型之上，精神醫學正如我們在上一章中所看到的，越來越穩固地紮根於生物醫學。兩者都在很大程度上依賴於神經科學的發展。但是，精神分析思想在大學的人文學科（特別是文學系、電影和媒體課程）繼續蓬勃發展，部分是透過杰奎琳·羅斯（Jacqueline Rose）和齊澤克（Slavoj Žižek）等著者的作品。更一般地說，正如弗洛什（Stephen Frosh）所指出的，西方文化繼續被精神分析思想所滲透。例如，眾人都已普遍接受，童年經驗會強烈影響成年期，而且：

精神分析的中心觀念也許還是一樣普遍：我們的行為受無意識動機所驅使，而且自己往往也不大理解。當人們問自己為什麼做某事，或指責朋友自欺欺人，或者無法看到自身行為的「真實」原因時，便會利用所謂的精神分析「論述」來理解身旁的社會環境。這證明，精神分析的假設已經以低調的方式「滲透」在文化中，因為看來是如此理所當然。84

在最近的一個例子中，前克林頓顧問布盧門撒爾（Sidney Blumenthal）指出，川普習慣一天到晚毫無節制地用推特發文以回應接收到的輕視或侮蔑留言，「他好鬥的推特帳戶，就是他未經過濾的本我」。85

然而，在戰後的大部分時期裡，除了一些例外情況，精神分析並不是馬克思主義者和一般左派所關注的核心（例外的是一九六八年以後的法國、拉丁美洲以及上文提到的文化研究學科）。較為寬容的看法是，精神分析無助於發展相關理論與作為，無法推翻資本主義。但從最嚴厲的觀點看，精神分析只是一種猜測性的世界觀、不科學的生物化約論，過分強調性形塑了個人種種的行為和精神痛苦，但它們實際上是立基於壓迫、剝削和異化的社會產物。

也有許多主要批評是針對精神分析創始人。例如，英國批判心理學家斯梅爾（David Smail）認為，佛洛伊德拋棄了「誘姦理論」（seduction theory，精神官能症實際是強姦或虐待等創傷留下的結果，而不是童年幻想的產物），主要起因是他（無意識地）渴望賺更多的錢：

> 佛洛伊德逐漸地將患者「精神官能症」的責任，從「歇斯底里」女性患者的父親和叔叔最終轉移到患者自身……這個轉變可能與誰支付治療費用有關？[86]

接下來我們會指出，有一些派別有效地從馬克思主義的角度批判佛洛伊德和精神分析。馬克思主義之中始終存在著一個少數流派，試圖在佛洛伊德的精神分析與馬克思主義兩種知識傳統之間找出共通之處。這確實是某些重要的馬克思主義者在精神分析學說發展時期所採用的方法，其中最著名的是托洛茨基。一九二六年，史達林領導的黨開始清算佛洛伊德的俄國追隨者，托洛茨基卻支持他們：

宣稱精神分析與馬克思主義不相容，對它置之不理，那就未免過於簡單和粗暴了。當然，我們也同樣沒有義務接受佛洛伊德主義。它是一種現行假說（working hypothesis）。但我們能由它建立唯物主義心理學的推論和猜想，並以在適當的時候以實驗證明，最後也成功了。因此，我們既沒有理由也沒有權利宣布禁止某種方法，即使它不太可靠又試圖預測結果，而靠實驗方法得到這些結果要慢得多。87

同樣，美國哲學家麥金太爾（Alasdair MacIntyre）在一九六〇年還是革命派馬克思主義者和《國際社會主義》（*International Socialism*）期刊的編輯，他當時撰文將佛洛伊德形容為「我們這個時代最偉大的兩位思想家之一」。他們看到：「從理性理解欲望的康莊大道。」88更為晚近，馬克思主義者諸如伊格頓和柯林尼可斯（Alex Callinicos）的也稱讚（但批判地）

精神分析具顛覆性的潛力。

這些學者都承認，佛洛伊德激進主義的根源，就與黑格爾和達爾文等思想家一樣，並不在於他們所公開支持的政治立場。佛洛伊德是一個自由主義者，就像三個世紀前的霍布斯一樣，對人性抱持非常消極的和個人主義的看法，認為人們本質上是具侵略性和以自我為中心。由此看來，如果文明要繼續存在，就必須要有一定程度的抑制。然而，與此同時，他絕不是西方文明的辯護者，也多有批判，他能夠從病人身上看到壓抑，特別是性壓抑產生的巨大痛苦。這正是他理論的激進鋒利之處。正如美國歷史學家雅柯比（Russell Jacoby）所指出的：

可以肯定的是，我們不能簡單地把佛洛伊德歸類為文化或性解放的激進分子。然而，改革和社會推力毫無疑問成為他許多文本的主軸。這種推力影響了精神分析運動，吸引並鼓勵對當時性與社會規範不滿的人。89

同樣，李爾（Jonathon Lear）認為，佛洛伊德對文明的批判和個體不滿，不應解讀為永恆不變的說法：

個體與社會並非不可避免會產生悲劇性的衝突。對於佛洛伊德的批判應解讀為，他指出了一條**斷裂線**（fault-line），橫亙在個人需求與社會趨向目標的衝突地帶。然後，我們可以認為，佛洛伊德提供了政治批判的素材，以檢視現代資產階級的種種狀況。也可以認為，佛洛伊德做出了歷史判斷，在他執業時期所處的社會條件下，人的發展所需要的條件與社會所強加的要求，兩者的矛盾實在太尖銳了。在這種解讀下，即使人的悲劇狀況不可避免（但應該對這種「命定論」保持懷疑），但我們不必學著沉默與堅忍不拔，而是要有政治使命，去改變社會條件以支持人的自我實現。[90]

在最後一章，我們會再回頭解釋，佛洛伊德觀點和馬克思異化論的共通與差異。然而，李爾提出一個值得注意的例子，也就是佛洛伊德對一九一七年俄國十月革命的回應。他批評馬克思主義者對於人性及其改變能力過於樂觀，但他對革命的早期階段懷著極大的興趣，將其描述為「一個巨大的實驗」，甚至認為：

大國宣稱，他們只想維護對基督教的虔誠，從中得到救贖，但俄國的革命——儘管細節令人不快——看來更像是承諾美好未來的信息。[91]

本章的下一部分，將簡要介紹佛洛伊德的主要思想，並指出它們所引發的爭論。之後，我將討論馬克思主義者在不同時期和地方尋求從佛洛伊德思想中萃取激進的核心概念，並融入馬克思主義的世界觀。本章的最後部分將根據法國精神分析學家拉岡及其最著名的當代弟子齊澤克的著作，討論最近推動的「政治佛洛伊德」運動。最後，我將考察精神分析理論，看它對解釋和改變我們所生活的世界，能否做出什麼樣的貢獻。

第二節　佛洛伊德：無意識與性慾

精神分析從它誕生的頭幾年開始，一直是備受爭議的理論。它的主要結論不僅受到批評者的挑戰，整套理論都受到質疑，與佛洛伊德持不同意見的同事、前同事以及後代精神分析師也都提出挑戰。精神分析各派系的分裂與競爭，程度不下於激進左翼，但今天有許多共同處可以將各個精神分析學派聯合，弗洛什指出兩點：第一，一致相信無意識現象存在；第二，要瞭解與探索這些現象，執行同一套實作流程，也就是分析師與患者（接受分析的對象）的現場會心。92

這裡將探討佛洛伊德的兩個關鍵概念，即無意識和性慾理論。事實上，精神分析學家對於佛洛伊德思想有一致看法之處甚少，顯然眾人對他的最基本觀念有各種分歧看法。當中包括兒童發展理論：性心理經過口腔期、肛門期和生殖期逐一發展，每個階段都帶來了特定的挑戰，並在伊底帕斯情結之中得到解決（無論成功或失敗）；驅力理論：最初建立在性和自我保存的驅力之上，後來他加入了死亡驅力；心靈的結構模式：由本我（無意識）、自我（有意識的我）和超我（以父母和社會形式出現的權威意見）所組成。

這些理論的每個方面，都受到連續好幾代精神分析師的挑戰或修正（佛洛伊德自己一生也都在修訂），下面將討論其中一些挑戰和爭論。

無意識

如上所述，根據佛洛伊德的中心思想，無意識精神現象確實存在，就定義上來說，它以一般人（是自己，而不是他人）不會察覺的方式形塑我們的行為，這是所有精神分析學派共同抱持的信念。正如他所有早期的重要概念一樣，佛洛伊德聲稱，他透過身為臨床醫師的經驗而獲得這一想法：聆聽情緒不安的患者說話很重要，但沒說出口的更有意義，包括沉默、口誤、遁詞、身體語言，以及最重要的——夢的內容，在在向佛洛伊德指出了無意識的存在：

我為自己立下任務，要將隱藏在人內心深處的東西攤開來……我認為這個任務實行起來異常艱鉅。從日常所見所聞來看，我們或許會深信，沒有凡人可以保守得住祕密。因為如果人緊閉嘴唇沉默不語，就會用他的指尖喋喋不休，每個毛孔都會滲出他的祕密。93

佛洛伊德認為，有意識的行為是由我們通常不察覺的力量所形塑，但有許多人因此把他看成粗糙的決定論者。然而，科維爾（Joel Kovel）認為，他所描述的無意識精神活動與意識心智之間的關係，比一般認為的更為微妙與複雜：

佛洛伊德從未隨口說說，簡單地宣稱行為就是受無意識所決定。他堅持，在既有現實的之下，行為才受到無意識願望影響而產生。可以說，行為形成於意識和無意識思想（表達出客觀世界）之間的邊界——一清二楚的邊界，由於壓抑的本質作用，無意識從未返回與意識的關聯。所以，佛洛伊德的思想可看成具有「辯證法」的性質，因為它是強調不同類型經驗之間的相互作用，而非其中一種類型決定行為。而無意識需要特別注意，正因為它在日常生活之中不受關注。因此，精神分析只是要補償先前未曾關注的領域。94

因此，佛洛伊德的重要貢獻並不是發現思維中的無意識區域（其他人早已提出這種觀點），而是斷定，在壓抑作用下，無意識與意識思維的關係是**動態的**。對於佛洛伊德來說，無意識儲藏了受到壓抑的幼年思想、願望、信念，它們被禁止或視為危險。然而，儘管受到壓抑且沒有意識到，它們仍然以上述方式以及精神官能症——諸如焦慮症、憂鬱症、恐懼症——繼續存在。精神分析治療的目的是在安心的環境中，將這些令人不安的幼年信念和記憶帶入意識中，再以成人的方式解決這些問題（以佛洛伊德最常被引用的格言來說，就是：「將精神官能症的痛苦轉化為一般的不快樂」）。

如上所述，所有精神分析學派都贊同無意識的概念。也就是說，從精神分析的政治性方面而言，美國戰後具主導地位、較為媚俗的精神分析，會特別強調心理的理性部分——自我，而不是包含無意識面向的本我。[95]對比之下，從一九三〇年代法蘭克福學派到更激進的精神分析方法（基於法國精神分析學家拉岡的思想），則更加強調無意識當中有許多「事實」，包含資本主義大多透過家庭制度壓抑我們最基本的需求和情感。

性慾

無論是在佛洛伊德的時代還是今天，最常有的批評，就是「他把一切都化約為性」。例如，加拿大馬克思主義者蘇珊．羅森塔爾（Susan Rosenthal）將佛洛伊德形容為「把心靈化約為生殖器的江湖郎中」。[96]正如佛洛伊德自己在《一個自傳式的研究》（*An Autobiographical Study*）中所觀察到的：

很少有研究像精神分析一樣產生廣大的分歧意見，莫衷一是，或者引發眾人勃然大怒，原因就在於它的結論：性功能在生命開始時便啟動，即使在幼年期，透過重要跡象，我們也能看出它的存在。97

這個結論所引起各種憤慨和怒氣，並不限於體面的資產階級。蘇聯語言學家沃洛希諾夫（V N Voloshinov）在一九二七年於俄國出版的《佛洛伊德主義：馬克思主義的批判》（*Freudianism: a Marxist Critique*）著作中亦持類似觀點，認為：

> 佛洛伊德主義「意識型態上的基本主題」是一個人的命運，他生命的全部內容和創造性活動——如果他是藝術家，那就是他的藝術活動；如果他是科學家，那就是他的科學活動；如果他是政治家，那就是他的政治綱領和方法等等——這些完全且只由他的性本能所決定。其他面向都只是性的龐大主旋律的和聲。98

討論這些批評時，首先要注意的是，佛洛伊德這些有關幼年性慾的看法，應該是基於在諮商室內的討論和分析慢慢形成的，並非刻意達成：

這些童年時期的經歷，總是與性興奮及其反應有關，我發現得面對幼年期性慾這個事實——又是人們最懷有偏見的議題，卻又新奇且充滿矛盾。人們認為兒童「無辜天真」，沒有性的慾望，直到青春期的麻煩年紀才開始與「感官」的惡魔鬥爭。但我們不能忽視兒童身上偶爾出現的性活動，也不可把它看成退化或過早墮落的徵兆，或天生怪胎的特質。99

眾所周知，佛洛伊德最初認為，他的患者所描述的個別性經驗，實際上都是亂倫、強姦或性虐待所導致的結果。但他拋棄了這種「誘姦理論」，轉而認為，那些患者的說法大多是基於幻想。他的轉向引起重大爭議，成為批評者的主要焦點，麥森（Jeffrey Masson）就指責佛洛伊德虛偽和怯懦，拋棄誘姦理論是為了避免被體面的維也納上流社會排擠。100 就連佛洛伊德的同事費倫齊（Sándor Ferenczi）也在晚年改變看法，認為佛洛伊德早期的女性患者可能確實是遭強姦或虐待的受害者。

根據「全國兒童受虐防治協會」（National Society for the Prevention of Cruelty to Children）的數據，目前已知的性虐待盛行率，大約每二十名兒童中就有一名經歷過某種性虐待。研究證據也指出，遭性虐待的兒童往後生活可能出現思覺失調症（將在第五章討論）。幾十年來，精神分析師有可能會告訴受虐女性（與少數男性受虐者），她們自稱的被強姦經歷，實際上從未發生過。分析師的這種做法也應該成為重大的關注議題。佛洛伊德還有許多具爭議的觀點，就像他聲稱「陰道高潮」優於「陰蒂高潮」，再加上精神分析在一九五〇年代變得媚俗、主導美國文化，所以毫不意外地，早期許多女性運動者將他視為敵人，認為他的思想成為壓迫女性的主要源頭。

針對這些批評，佛洛伊德的左翼辯護者有兩種回應。首先他們認為，佛洛伊德從未否認童年性虐待的事實或影響。李爾說：

> 值得注意的是，佛洛伊德從未改變想法否認兒童受虐存在，也沒有否認它會造成持久的心理傷害。他拋棄的想法是：患者躺在診療椅上所講到性誘姦故事——無論多麼真誠——總是完全真實呈現實際發生的事件。101

其次，正如一些批評者所說的，如果佛洛伊德拋棄誘姦理論的主要考量是為了保住聲譽，那麼他維護的方式也太沒道理了。畢竟拋棄了誘姦理論後，要解釋人的發展和病徵，性慾占據的核心位置就會**更大**而非**更小**：

拋棄誘姦理論後，佛洛伊德得到了學術發展的重要機會。他因此能夠擴展對性的解釋。既然他一些患者生動地描述了性遭遇，但實際上從未發生過，那麼他就有理由認為，性在想像力中更為活躍，更值得探索和理解其運作方式。想像力似乎能夠賦予一個人性生活，即使他沒有一般意義上的性生活。[102]

同樣，弗羅什指出：「拋棄誘姦理論正是精神分析的創始時刻。新觀念取而代之，也就是患者的**幻想**，這可說是精神病理學的關鍵要素。」[103]

這裡有一點很重要，佛洛伊德絕對沒有將人的行為化約為動物或生物本能（儘管他從未否認性驅力的生物學基礎），他提出的見解非常不同，用馬克思主義女性主義者茱麗葉・米契爾（Juliet Mitchell）的話說：「一種**人本的**性慾理論，其中心是人的想像力。」[104] 正如李爾所說，對於佛洛伊德來說，性慾是使我們成為人的一種身心模式。在他的《性學三論》（一九〇五年首次出版）中，他開始討論戀物癖，並認為「相較於其他類型的性驅力，只有它能對我們產生那麼大的興趣」。為什麼?因為戀物癖證明，人與動物不同，性對象（有性吸引力的人或事）與**性目的**（趨力所推動的行為）之間沒有必然的聯繫。正如李爾所說：

> 可以這樣設想：一隻雀鳥碰巧在女士的鞋子裡築巢。過程中，鳥兒會對鞋子表現出高度的關注。但是這隻鳥不會把鞋當成一個戀物。為什麼?鳥缺乏想像力嗎?從重要的意義來看，這個問題的答案是肯定的……人與其他動物不同，其性慾在**本質上**是富有想像力的，也就是在本質上，人會接收各式各樣的想像力。因此，各種各樣的活動都能有性慾的面向，即使與生殖無關；另一個結論是，當人最終完成生殖時，就會再繁殖富有想像力的動物。[105]

這讓我們想到馬克思相關的評論，他談到「人性」和「動物本性」的差異，以及想像力的巨大潛能：

> 蜘蛛的活動與織工的活動相似，蜜蜂建築蜂房的本領使人間許多建築師感到慚愧。但是，最蹩腳的建築師從一開始就比最靈巧的蜜蜂高明，至少蜜蜂用蜂蠟建築蜂房以前，人已

經在自己的頭腦中把它建成了。106

因此，毫不奇怪，比起同時代的大多數人，佛洛伊德對於「正常性慾」的元素反而比較有彈性。而且，有一些猛烈批評佛洛伊德的「狂熱分子」，還會壓迫他們眼中「偏離」正常的人（尤其是同性戀）。他在一九〇五年《性學三論》中寫道：

我們必須學會不帶憤怒，自然談論所謂的性慾倒錯，比方說，人的性功能已擴大範圍，不限於身體部位或選擇的性對象。在不同的種族和時代裡，所謂的正常性生活界線並不明確，這一點應該足以使狂熱分子的熱情冷卻下來。107

一九七〇年代，一些重要的女性主義者，諸如英國的茱麗葉．米契爾和美國的契斯勒（Phylis Chesler），都認為性慾是流動的，雙性戀是常態而不是異常。她們發現，在精神分析思想的架構下，「現實是動態的，當中沒有本質上的性別差異」，因此本身沒有壓迫性，它是「女性的最佳希望，避免自己被化約成本質論者的專業術語」。108

同樣地，在一九七〇年代，美國少數精神分析師能夠回到佛洛伊德一九〇五年的觀點，從DSM中刪除被歸類為精神疾病的同性戀，作為他們支持同志運動的基礎。正如赫爾佐格（Dagmar Herzog）指出的，從那時起精神分析師對同性戀的態度出現了戲劇性的轉變：

> 到了一九九〇年代，我們已有無數的工作坊、委員會，社會上也有許多相關倡議、研討會論文、出版品以及期刊。這一切顯示了，精神分析師這個社群渴望向男女同志學習來改造自己。更多出櫃的男女同志也成為了精神分析師。[109]

這種態度和專業實務的徹底轉變，顯然很受歡迎。當然，這不表示我們可以忽視過去幾十年媚俗版的精神分析對多元性別族群的壓迫，那段「恐怖歷史」不容掩蓋。

然而，歷史也表明，精神分析觀念與基督教或伊斯蘭教等其他世界觀一樣，並不是存在於社會或政治的隔絕狀態之中。它們受到更廣泛的社會、政治和意識型態所形塑。因此，毫不意外，精神分析中的主要傳統——個人派和媚俗派——通常反映了社會中更為普遍的主流思想。

不過，同樣真實的是，尤其是在社會變革和動盪時期，出現更多人以更激進的角度解讀這些觀念。例如，美國精神醫學會在一九七三年改變做法，不再將同性戀歸類為精神疾病，這並非偶然，而是由於此前幾年同志運動興起，他們為同志權利果敢發聲，成功地挑戰了醫學會的觀念，不再將同志的性慾視為病態。無獨有偶，在本章下一部分，我們將看看激進左翼其他派別的例子，他們試圖將精神分析思想當作一種鬥爭方法，以反對壓迫和剝削。

第三節　佛洛伊德與布爾什維克

一九一七年俄國的十月革命，除了引發全面的政治和經濟變革外，還湧現了巨大的知識、創造力和藝術能量。即使隨後的內戰造成極大困厄和苦難，但生活和文化的各個領域都經歷了轉變。比利時無政府主義者塞爾日（Victor Serge）描述了一九一九年的情況：

儘管貧困問題非常嚴重，但革命對大眾教育卻產生了巨大的推動力。對知識的渴求，體現於學校、成人課程、大學和工人學院，如雨後春筍般在這個國家中湧現。無數的試驗發現了新的和迄今未開發的領域。社會為有學習障礙的兒童成立特殊學校，有人迅速開發整套的幼稚園制度，還有為了讓工人受教育，並考慮到他們吸收知識的能力，簡化的成人課程也首次出現。大學的設立則稍微晚一些。110

正是在這種背景下，人們對新思維和生活方式普遍懷著開放態度和熱情，精神分析觀念開始在年輕的蘇聯出現。根據美國學者米勒（Martin Miller）對這一時期的研究：

有一段時間……精神分析似乎在塑造革命後的新秩序中發揮作用。這種希望放在它是否有助於創立馬克思主義心理學，做出一些令人滿意的貢獻，這成為共產黨在一九二〇年代初期所要求的目標之一。111

這個希望不是隨便想想。革命後第一個精神分析的講座課程，是在一九一九至一九二〇年冬季成立，由彼得格勒腦病理學研究所的主任醫師塔蒂亞娜．羅森塔爾（Tatiana Rosenthal）博士主講，根據米勒形容，她是「一位熱情迎接革命的社會民主派」。為了實踐想法，羅森塔爾基於精神分析原則建立一所學校，專門幫助有情緒和學習障礙的兒童。

精神分析在革命初期出現蓬勃的發展，吸引了重要馬克思主義心理學家的支持和積極參與，諸如蘇聯心理學家維果茨基（Lev Vygotsky）和魯利亞（Alexander Luria，已故的英國神經學家、精神分析學說的追隨者薩克斯〔Oliver Sacks〕在知識上主要受其影響）。在某程度上，他們是受到精神分析理論吸引。在魯利亞的回憶錄中，他回想起讀到佛洛伊德早期作品時的興奮：

> 我認為這是一種科學方法，結合了兩個面向。它一方面以強烈的決定論解釋具體、個人的行為，另一方面以自然科學術語解釋人複雜的需求之起源。112

更直接的原因是，內戰導致大量的孤兒需要得到照顧，精神分析師積極建立新形式的兒童收容照顧中心。

此外，對精神分析的支持並不限於少數進步派心理學家。正如米勒所說，如果沒有布爾什維克黨的支持，莫斯科精神分析研究所很難發揮作用。事實上，佛洛伊德的著作是由國家出版社出版，意味著黨的一些重要領導，尤其是托洛茨基，據稱還有布哈林（Nikolai Bukharin）、拉狄克和越飛（Adolf Joffe），都傾向於支持精神分析學說。

總結這一時期，米勒得出的結論是，一九二一至一九二三年是「俄國的精神分析運動的高潮期」：

> 精神分析在這個時期取得了巨大的成功。一間完全獲得官方認可、能提供培訓課程的研究所落成，診所與兒童之家一起成立，所有這些都是按照精神分析的原則運作。精神分析的書籍和文章廣泛出版，前幾年可想像不到這番榮景。所有這些活動在某種程度上都得到了國家的支持。事實上，我們可以放心地說（考慮到後來發生的事情，這用語隱含諷刺意味），過去跟未來都沒有任何一個政府會這麼勇於支持精神分析。[113]

當然，這並不意味著，蘇聯當時大多數心理學家、更不用說大部分的黨的領導，都支持精神分析學說（儘管米勒暗示，列寧可能不像有人認為的那樣對精神分析充滿敵意）。然而，重要的是，這一時期眾人爭辯精神分析學說的地位及有多麼符合唯物主義科學，都是在開放和真誠探究的氛圍中進行的，是**貨真價實的**辯論。但隨著史達林官僚集團在一九二〇年代中期開始崛起，在各個生活領域強加黨的路線，心理學不能倖免，情況便不再是如此了。科利爾（Andrew Collier）認為：

> 馬克思主義與精神分析的合作前景，到了史達林手上便出現了大逆轉。在俄國，為了滿足清教徒的道德綱領，政府壓制精神分析學說，使同性戀者下獄、禁止墮胎、向學生灌輸禁慾思想以及向特別多產的母親頒發國家獎章等。114

第四節 德國：失落的革命

俄國革命是偉大革命浪潮的一部分，在一九一七至一九二三年間席捲整個歐洲，引致匈牙利、義大利和德國等好幾個國家動盪、發生革命。這段時間，在這些國家中，左翼對佛洛伊德思想持開放態度，並且熱切辯論它與馬克思主義世界觀的相容程度。例如，一九一九年，在短命的匈牙利蘇維埃共和國主政下，與佛洛伊德關係密切的同事費倫齊獲得專業資格，布達佩斯大學的醫學院也設立了精神分析系。這是精神分析首次完全融入醫學課程。

雅柯比研究過德國精神分析師弗尼謝爾和「政治佛洛伊德主義者」，從中可以瞭解，在這一時期，精神分析理論的追隨者對馬克思主義思想有多大興趣（以及多大厭惡）：

> 今天很容易忘掉，有多少早期的精神分析學家認為自己是社會主義者和馬克思主義者了。包括費登（Paul Federn）、朵伊契（Helene Deutsch）、貝恩菲爾德（Siegfried Bernfeld）、紐伯格（Herma Nunberg）、賴希和他太太安妮・賴希（Annie Reich）、賈克森（Edith Jacobson）、霍弗（Willi Hoffer）、格洛蒂揚（Martin Grotjahn）、蘭道爾（Karl Landauer）、貝特爾海姆（Bruno Bettleheim）、西梅爾（Ernst Simmel）和費尼謝爾（Otto Fenichel）。在法西斯主義奪取政權之前，這些人並非孤立的個體。在一九二〇年代末和一九三〇年代初維也納和柏林的政治氛圍中，他們的生活和研究計畫經常相互重疊。[115]

雅柯比還指出，此時參與精神分析運動的女性人數眾多：

無論佛洛伊德的女性性慾理論準確性（或不準確性）如何，無可爭辯地，尤其對於女性來說，精神分析帶來了性啟蒙和解放；精神分析認為女性是性的生物（sexual being）。在大部分的執業經驗中，佛洛伊德毫不懷疑他的女性患者受到壓抑，受害於性方面的無知和假資訊。[116]

這場運動在納粹崛起後，便告夭折。許多在希特勒死亡集中營倖存下來的精神分析運動追隨者（在早期的精神分析運動中，猶太人占了頗高的比例），逃難去了美國。他們在那裡成為難民，被迫隱瞞自己的政治觀點，尤其是在冷戰時期。正如雅柯比所說，像費尼謝爾這樣的精神分析學家和他的圈子始終自認是馬克思主義者，幾十年來一直保持祕密交流和政治討論，但選擇不公開他們的想法。

其他到美國的流亡者，如在一九二〇年代後期的精神分析運動中的重要人物賴希，在此期間認真地嘗試要整合馬克思主義與精神分析，而到了一九三〇和一九四〇年代時，他走向極端生物主義。正如科維爾所說，這種生物主義的根源，存在於賴希對佛洛伊德性慾理論的特殊解釋：

從最早期涉足精神分析開始，他就認為實際經驗，特別是性經驗，仍然是試金石。雖然他多年來一直在做重要的心理學工作，但是對於賴希來說，心靈——幻想、思想、願望和欲望的全部集合體——對於現實的身體運作而言總是附帶現象。到了一九二〇年代中，他採用了佛洛伊德關於性釋放的創始觀點，將性高潮納入健康功能。與此同時，他發展出自己的性格理論。性格成形時，一開始先有「肌肉盔甲」（muscular armour），最終才發展出宇宙生物能量「奧剛」（orgone）的轉換器。117

賴希過於傾向馬克思主義，因而被逐出精神分析運動，但在德國共產黨裡又因為過於偏向精神分析亦被開除出黨。賴希離開了這兩項世界觀後，越來越關注身體，有些治療實務變得很奇怪。他公開推銷一種「奧剛盒」（orgone box）而被人指控詐欺，最後定罪。他聲稱該器材可以量測患者的宇宙能量水平。賴希最終於一九五七年在美國一所監獄去世。

賴希現在大多上不再被載入精神分析史中，在大部分的文本中，幾乎連一個注腳的篇幅都沒有。他的想法後來無疑變得越來越古怪（以致常被認為晚年罹患精神疾病），但他在一九二〇年代末至一九三〇年代初的作品仍值得研究，包括他對法西斯群眾心理學的分析，那時還他還是馬克思主義者。此外，他強調性壓抑與統治階級的宰制有關係，就算有點誇大，但基本論點仍然站得住腳。

在某方面來看，賴希一心一意強調性本能，是看到一九三〇年代精神分析日漸滑入媚俗的方向，於是作出反制。隨著一九三〇年代法西斯主義在歐洲的興起，精神分析運動遷移到美國，更強化這種媚俗主義。那裡的政治氣候非常不利於激進思想，尤其是在戰後的麥卡錫年代，對於說德語的難民更是如此。此外，美國精神分析協會違反佛洛伊德的明確意願，要求所有執業的精神分析師也應該是醫師。其結果是，精神分析所關注的不是本我狂野和難以駕馭的欲望，亦不是具爆炸性和侵擾性的性驅力如何運作，而是只關注自我（ego），以幫助患者適應「現實」——美國戰後的現實。118

第五節　拉岡：法國的精神分析革命

德國在一九一九至一九二三年的革命，雖然客觀條件明顯有利，結果卻失敗，一些左翼人士歸結原因為，馬克思主義缺乏「主體性理論」，無法提出理論框架去理解廣泛的客觀條件與工人階級意識之間的複雜互動。賴希和佛洛姆等馬克思主義者，便是在精神分析的思想中尋找這個框架。

大約五十年之後，法國「五月風暴」的經歷引發了一些類似的結論，只是導向了由法國重要精神分析學家拉岡所發展的精神分析派別。根據一位研究法國「精神分析政治」的歷史學家所說：

> 有段時期，五月風暴看起來像是正在形成的一場革命，但卻戛然而止。事件過後，人們渴望以一種方式繼續思考性慾與自我表達，那些都是革命運動的一部分。這也就是從政治的和社會的角度看待人。要「透過事件去思考」，就需要一種理論整合社會和個人。拉岡提出的理論包含幾個觀念，包括從想像過渡到象徵界、由前社會過渡到獲得語言的社會。119

拉岡思想能否為馬克思主義提供其欠缺的所謂主體性理論？在討論之前，值得注意的是，德國哲學家科爾施（Karl Korsch）、佛洛姆和法蘭克福學派在一九二〇至一九三〇年代所反叛的第二國際版的馬克思主義，與二戰後共產黨（包括法國共產黨）所推動的史達林化的馬克思主義，兩者有強烈的相似性。莫利紐（John Molyneux）在一篇文章討論「真正的馬克思主義傳統」，將史達林化的共產黨形容為第二國際的「翻版」。[120] 當時法共的理論破產，在五月風暴期間又發揮徹底的反動作用（典型例子是其領導不理會那些學生革命青年，並譏諷他們為「富有資產階級的兒子，革命熱情將迅速熄滅，然後回去管理他們老子的公司」）。[121] 所以，毫不意外地，很多運動參與者在「官方」馬克思主義之外尋找其他的政治和理論架構，以理解自己的學運經歷。

同樣值得注意的事實是，正如上述一九二〇年代的情況，法國到一九六〇年代都還是抵制精神分析思想的主要國家，對於精神分析思想的興趣，是接近革命的時刻，或緊跟著革命失敗之後才產生。在這方面，正如特克（Sherry Turkle）指出的，法國在五月風暴之後的經歷和美國的社會發展有相似之處：

在動亂的一九六〇年代後期，一群法國學生運動分子，在政治解方似乎已然失敗時轉向尋求個人解方，這個事實或許不會令人驚訝。畢竟，在一九七〇年代早期，類似的現象亦席捲美國校園，曾經用於激進政治的能量被引向會心小組（encounter group）、異教團體

（religious cults）和人類潛能運動（the human potential movement）。法國和美國有許多共同之處。在這兩個國家，人們在政治理想破滅之後，對改變精神和心靈產生了興趣。[122]

然而她指出，在法國，對拉岡精神分析有興趣並不一定意味著會遠離政治參與，反而是試圖加深政治上的理解，並對五月風暴及其影響找出更全面的解釋。這個時期「法國的精神分析與政治越來越相互滲透」。[123]

雖然人們經常提到，拉岡思想出了名的艱澀、難解。對此最善意的解釋是，一方面，他獨門的精神分析是高度理論性的，還用上了好幾種不同的哲學傳統——主要是現象學、結構人類學、語言學理論和黑格爾的著作。另一方面，要記得拉岡是臨床醫師，對他來說言談和語言是精神分析的實質內容。據此，他認為在精神分析師和患者之間，言說是一種比書面報告更有效傳達經驗的方式。特別是他從一九五〇年代開始舉辦每週一次的公開講座，變得非常受歡迎和有影響力。更為複雜的是，和佛洛伊德一樣，他許多觀念在一生中都不斷變化，因此當我們在閱讀拉岡時，將它們放回特定脈絡下是很重要的。

關於拉岡思想及其應用的文獻汗牛充棟，無論來自精神分析領域，甚至更多來自文學和文化研究領域。最近，英語世界對這些思想的興趣大多受到了哲學家齊澤克著作的刺激，他被伊格頓稱為「拉岡在現世的代表」。這裡，我們只能最簡略概括這些想法。

這裡一個有用的起點，是探討拉岡所要爭辯的對象是誰和爭辯什麼。在一九五〇年代初的美國（拉岡已開始他的講座），以紐約一群精神分析師為中心的群體，他們基於所謂的「自我心理學」（Ego Psychology）而成為占主導地位的精神分析學派，其主要成員包括來自德國的流亡人士哈特曼（Heinz Hartmann）和曾經一度擔任拉岡本人精神分析師的洛文斯坦（Rudolph Loewenstein）。皮克（Daniel Pick）描述了這一思想流派如下：

這些精神分析師為了鞏固談話治療的地位做了很多工作，但這項成就亦付出了代價。許多人包括拉岡在內都會遲疑，他們的精神分析願景是否會被用來促進「健康自我」（health ego），變成適應環境的最佳手段，微調成現實檢驗（test reality，編注：佛洛伊德所創的治療方法，測試患者對現實的理解），同時留一些空間讓個人保有強迫傾向、癖好和激情。拉岡認為自我心理學本身是窄化了佛洛伊德思想，以適應個人主義、樂觀的和充滿美夢的社會。124

拉岡反對用這種角度看待精神分析的功能，也就是用它培養一個順暢運作、整合的自我，以適應戰後消費主義式資本主義的現實。他主張「回歸佛洛伊德」，重新發現佛洛伊德理論原有的激進主義，以挑戰主流的自我心理學派觀點，包含自我和無意識（本我）之間的關係，以及影響更大的、對精神分析的功能定位。拉岡做出上述主張是根據一系列的新範疇，或者更準確說是經驗的三種秩序（orders of experience），他稱之為**想像界**（the Imaginary）、**象徵界**（the Symbolic）和**實在界**（the Real）。

幼兒經驗是理解想像界的起點。正如伊格頓所說，以佛洛伊德角度來看：

> 幼兒正是被無秩序的身體驅力所掌控，自我尚未從中出現。當自我確實登場時，就會壓抑許多正在成形的力量，將它們推入「無屬之處」（non-place），即我們所知道的無意識。125

拉岡在討論「鏡像階段」（the mirror stage）的著名早期論文中提到自我出現的過程：孩子試圖克服可怕的碎片感，在看到投射回來的自己形象後（透過鏡子或是照護者的反應與表情），實現想像的統一。弗洛什解釋拉岡的論點如下：

重點在於，知覺印象仍然處於碎片階段的嬰兒，在鏡像裡（實際的鏡子或母親凝視的「鏡像」）瞥見了自己，並認同此形象，把自己視為一個完整的**身體**而在幻想中翱翔，它也完全是一個**心理上**的主體……拉岡以它作為自我的起源。拉岡並不認為，自我發展主要是為了讓嬰兒邁向穩定和真實階段。嬰兒反而是把自我當成一種防禦、一種心靈的盔甲或外殼，否則經驗就如碎片一樣四散。

在成人的生活史中（對於拉岡而言，這些不僅僅是發展階段，而是伴隨我們一生的經驗秩序），想像界占主導地位，無論透過友情還是治療關係，我們都可找到具有「整體」和「真實」的美好畫面。伊格頓評論道，從這個角度來看，「簡而言之，想像就是一種意識型態」（這構成阿圖塞著名論文的基礎思想。譯注：應該是指阿圖塞的〈意識型態和意識型態的國家機器〉〔Idéologie et Appareils Idéologiques d'Etat〕）。

孩子的幻想能與另一個人（通常是母親，或他所謂的「他者」〔the Other〕）完全融合，這是想像界的基礎。當孩子認識到外頭有一個世界，自己與母親的愉快結合便會受到擾亂，它通常以語言的形式出現：

拉岡學派認為，語言是一種結構，在個人有「主體」前就已經存在。也就是說，它運作起來就像一種**管理法則**，使一些事情變得容易，其他事情變得困難。因此，雖然人需要使用語言，但也干擾了想像界的幻想，這顯示出，他與他者的關係已經被外在的東西組織起來。嬰兒有了這種體認後，便是他進入象徵界的時刻。[126]

沒有進入象徵界，孩子就無法應對他的社交環境。儘管如此，正如弗洛什所表明的，「拋棄合一（one-ness）的幻想是痛苦的，而且永遠無法達成，因為想像界的經驗是人意識的中心所在」。[127]例如，它留存於浪漫愛情的概念中，核心是感覺到你最終遇到了一個完全瞭解你的人，並且從他那裡可以找到（和失去）自己。然而，正如幼兒和著迷的情人所發現的那樣，這是一個難以維持的幻想，而且經常以失望告終！

這裡篇幅不允許更全面的討論，但重要的是要注意，象徵界也是拉岡版的佛洛伊德伊底帕斯情結，男孩被父親閹割所苦，而拋棄（在幻想中）對母親的所有權。由此看來，象徵界同時涉及了語言和性慾。伊格頓認為，婉轉一點的說法是，「從想像過渡到象徵，就是從自我及其對象的封閉領域轉入互為主體（intersubjectivity）的開放領域」。[128]這是孩子進入

「文化」的過程。齊澤克以這種方式描述了象徵界：

當我們說話（並且聆聽）時，不僅僅是與他人互動。言談活動是基於我們所接受和依賴的複雜規則網絡和其他類的預設。首先，我們得不加思索、自然地掌握語法規則：如果一直將這些規則牢記於心，談話就會出現毛病。接著，我和伴侶參與同一生活世界，有同樣的背景，才能夠相互理解對方。我們所遵循的這些規則，彼此完全不同的特性：有一些規則（和意義），我不加思量地出於習慣而遵守，但如果加以反思的話，至少部分地能意識到（諸如常見的語法規則）；但有一些規則，其意義縈繞著我，我毫不知情地遵循它們（受到無意識的規範）；更有一些規則和意義我是知道的，但不能視為知道，是為了保持適當禮貌，而對其猥褻或淫穢的暗示保持沉默。

他自己補充道：「象徵界就像一個尺度讓我能夠用來衡量自己。」

伊格頓指出，實在界是拉岡三部曲的第三個元素，是「一個費解的概念」。齊澤克同樣引用拉岡的話，他認為：

拉岡的實在界不只是跨越歷史、固著的、永遠無法象徵化的「硬核」（hard core）概念，還是更為複雜的範疇：它與德國唯心主義者康德所稱的「物自身」無關，在被我們的知覺扭曲之前，「實在」就以自己的方式存在那裡，並且獨立於我們。「……這個概念根本不是康德的。我堅持認為，如果有一個實在界的概念，就會非常複雜和難以理解，而不能單純理解為，可以由它產生出一切。」[129]

弗洛什認為：

各種異化的時刻與分裂都是透過想像界與象徵界實現，但實在先於這些狀態。實在界不在經驗領域之外的神祕界域，相反地，它被我們心理和社會手段所控制。在某些時候，它破繭而出將我們與我們所遺漏的一切聯繫起來。但是大部分時間，它都如威脅般蠢蠢欲動，可以摧毀我們在自我認同上的所有努力。[130]

因此，毫不奇怪地，正如伊格頓所說，特別是在夢中，我們才能碰觸到「自身欲望的實在界」，而不是從「因賣相不佳而降價出售的一套小說」（我們還當成現實）：

> 實在界擾亂這些令人愉快的編造內容，使主體扭曲變形，使象徵界偏離真實。它是主體的失敗點和困局，使主體與自身無法合一，是我們被逐出前伊底帕斯的伊甸園所帶來的原始傷口。這是我們生命中的傷口，在那裡我們從母體身上被撕開，欲望從中滾滾流淌。131

伊格頓認為，以更平實的說法來講，那就是作家米蘭．昆德拉所謂的個人認同的「主題」，它是個人的「真理」，每個人獨特的欲望和失落的體驗。

我們要怎麼理解這一切？首先要注意的是，拉岡思想在精神分析專業領域具有極大的影響力，主要在法國，其他地區也有。根據弗洛什的說法，大約百分之五十的英國精神分析師，現在認為自己是在拉岡式框架內工作。這些思想可能對分析患者的幻想和象徵關係有所幫助。然而，對於尋求改變世界的馬克思主義者來說，它們是否具有價值，就更值得懷疑（先澄清，拉岡本人從未主張他的想法可以如此應用）。科利爾在一九八〇年《國際社會主義》（*International Socialism*）期刊發表一篇深刻的評論，明確指出了佛洛伊德與拉岡思想之間的重要分別：

看一下佛洛伊德關於性格形成的解釋，我們會發現，兒童把對父母、兄弟姊愛、嫉妒、認同等等關係，內化成家庭圖像。孩子對家庭的概念不會完全符合實際，會受到願望和恐懼的幻想之影響，但孩子發展的起點是真實的人類環境……但我們從拉岡那裡得到的圖像非常不同。我們不再聽到父親如何如何，而是關於父的大名、父的律令等等。這些概念似乎與個別的家庭結構無關。132

接著，正如科利爾所說，佛洛伊德的理論完全是唯物主義的，對於佛洛伊德來說，「真實的生物需求和真實的社會關係先於並最終決定物質生活（無論是意識的或是無意識的）」。對於拉岡來說，這一點是不可能的。他的唯心主義版精神分析不僅構成了理論問題，對希望利用這些想法以實現社會變革的人們，還變成了政治和戰略上的主要挑戰。例如，米契爾以拉岡的方式論道：「正是父權制的特定性質（假定史前時代弒父是常態），定義了人類歷史上男女的相對位置。」科利爾諷刺地回應說：

爭取婦女平等、同志權利、墮胎自主權和社區托兒所是一回事，但是如果主要敵人是一個早已死去的先祖，搞不好實際上從未存在，那麼我們需要一個新的戰略。也許答案是將尼伯龍根的指環（Nibelung's ring）還給水仙子（Rhinemaidens）。133

第六節　結論

柯林尼可斯總結了三種實用的角度來理解佛洛伊德，除了他對社會理論發展的貢獻，更進一步說，讓我們更認識心理健康和精神痛苦。

首先，「正常與反常之間的區別……不再那麼絕對了。壓抑是一種普遍的現象，在健康和患病的人當中都一樣地在運作」。換句話說，心理健康和精神痛苦不是互不關聯的範疇，而是朝向同一個光譜。其實，我們或多或少都有精神官能症（或是思覺失調）。

其次，「性別差異不只是男性與女性生物構造上的差異所致。或者說，生物構造的差異被男女的成長過程調和了。在男性主宰的家庭結構中成長的男孩和女孩，為了將來在相同家庭結構下的角色作準備」。

第三，「意識我原來是個人歷史的結果，那是由欲望和性格組成的複雜結構，其內在張力封存且潛藏了巨大的、未知的腹地，透過它，許多成長過程的重要影響被有結構地藏好了」。[134]

簡而言之，在這個時代，認知行為療法經常被當作手段，以確保人們行為迅速改變甚至強迫人們重返勞動力市場。而精神分析的優勢在於，它讓我們認識到動機和欲望的複雜性。我們所浮現的「症狀」通常具有意義，我們應該尋求理解，而不是簡單地壓制或消除它。正如最近的一份抱持同情立場的論述所說：

二十一世紀的製藥和神經科學的研究，往往傾向於忽視社會背景和人際關係，並且意圖將自我（selfhood）重新定義為生物議題，主要是化學反應或基因編碼，或兩者皆是。至於人存在的重要特徵，諸如相互衝突的欲望、意義的不穩定性、社會環境與內在心靈之間永遠神祕的關係，科學界卻很少有所表示。精神分析雖然有其矛盾和荒謬，但它會自我修正，可以為人做出很大的貢獻。[135]

在最好的情況下，精神分析及受其啟發的治療，能為那些經歷持續情緒困難的人提供安全的空間、信任的關係。還能提供概念工具，讓他們理解造成痛苦的思維、感覺和行為模式（通常根源於幼年經歷）。這個貢獻絕對有其重要性，我們應該堅持，國民醫療服務體系得提供這樣的治療，而不是依賴於「一體適用」的認知行為療法。

然而，精神分析貢獻較少之處，就是無法解釋更廣泛的社會、經濟現象或歷史事件。有些專家嘗試作這種解釋，結果通常充滿假設性的內容（如佛伊洛德的後期作品，包括《文明及其不滿》），而且還通常以本質、靜態的概念取代詳細的實證分析。前者包括不良教養、內在趨力等，後者才有助於提升當前的社會意識，包括分析經濟、社會、階級鬥爭狀態等整體因素。

同樣的批評，也適用於佛洛姆所發展的社會性格（social character）概念。所謂社會性格，佛洛姆指的是，資本主義會試圖創造特定的性格類型（例如「威權主義性格」或「消費主義性格」），以確保體系順暢運作。這個概念顯然不是沒有價值。例如，在新自由主義的資本主義中，不難看出個人被鼓勵甚至被脅迫的方式，使他們認為自己對生活的各個方面都負有責任，包括他們的健康。正如有一位作者所觀察到的：

> 健康成為個人目標、社會和道德的責任，以及常規生物醫學介入的場域……焦點不再是作為命運問題的疾患、失能和疾病，而是持續轉型為道德問題的健康。[136]

因此，創造特定的心理學或社會性格，是統治階級尋求確保人們遵守其統治的方式。然而，危險之處在於，統治階級高估了它會成功做到的可能性（正如葛蘭西觀察到的那樣，工人的階級意識總是充滿矛盾的）[137]，以及高估了個體心理學的相對重要性，畢竟還有一系列更重要的整體因素，如經濟狀況、階級鬥爭程度和政黨角力等）。我在其他地方也談到，無論佛洛姆的概念有什麼優點，都恐怕使工人的階級意識更具體、更為固著或靜止，並成為研究的替代品，以分析形塑人們的思想和情感因素。[138]

第四章

《以瘋為常》：反精神醫學的政治

一九六七年七月，眾人在倫敦的圓屋劇場（Roundhouse，譯注：倫敦百年廢穀倉改建的現代藝術表演場地）舉行了一次特別會議，題為「解放的辯證法」，會議目的是「闡明各種形式的人類暴力，揭示產生它的社會制度，以及探索新的行動方式」。然而，這次會議的歷史性意義，並不在於這些宏大的目標完成多少（未能完成也在意料之中），而是它在一個地方齊聚了一九六〇年代新左派幾個主要具影響力的人物，包括黑豹黨（Black Panther Party）領袖卡邁克爾（Stokely Carmichael）、法蘭克福學派哲學家和新左派大師馬庫色、格拉西（John Gerassi，沙特和切．格瓦拉的朋友和同志）、「垮掉的一代」詩人金斯堡（Alan Ginsberg）、馬克思主義經濟學家斯威齊（Paul Sweezy）以及激進的精神醫學家連恩和庫珀（David Copper）。139

事實上，當中兩位精神科醫師不僅參加了這樣具顛覆性的聚會，更奇特的是，他們就是這次會議的主要組織者。這反映了一個事實，正如革命後的俄國和一九二〇年代的威瑪德國，一九六〇年代的社會鬥爭也引發大眾對整個主流觀念的質疑，包括如何看待心理健康和精神痛苦的性質。這個時期的精神醫學激進運動，主要的歷史回顧是由塞奇威克完成，他解釋道：

> 精神疾病成為福利政治急切的問題來源，但同時也觸及了更深層、更密切的政治結構：醫師與患者之間、行政人員與民眾之間、女性與男性之間，在戰後的繁榮時期，同時產生了新衝突，甚至在工廠權力結構中，雇主對工人的威權也不斷受到集中挑戰。據此，一九六〇年代在西方的大多數國家，各個不滿的階級其自信心都達到了頂點。140

塞奇威克觀察到，所謂的「反精神醫學」運動（順便一提，庫珀發明了這個標籤，但大多數主要倡導者都不承認），是幾種不同且往往相互矛盾思潮的產物。例如，最早批評精神病院制度的人不是來自左派，而是來自保守黨右派的自由至上主義者（libertarian）。在一九六一年，當時的衛生大臣鮑威爾（Enoch Powell），在國家心理健康研究所（National

Institute for Mental Health）的一次演講中，呼籲「清除這個國家目前存在的大部分精神病院」：

它們佇立在那裡，孤立、威嚴和傲慢。巨大水塔和煙囪結合在一起，矗立在鄉郊，籠罩著精神病院。我們先輩用如此堅固精神所建立的精神病院，來表達他們當時的觀念。141

同樣，《精神疾病的神話》（*The Myth of Mental Illness*）一書的作者薩斯與連恩可能是最著名的「反精神醫學者」，但前者是一名右翼自由至上主義者，反對所有形式由國家提供的心理健康服務，並贊成基於合約（即付費）的個人療法。更廣泛的看，塞奇威克在一九八二年出版的《精神病患的政治》（*Psychopolitics*）一書中提到，諸如薩斯、連恩、社會學家高夫曼、政治哲學家傅柯等思想家，都提供了洞見，解析官方精神醫學的壓迫性質。但是，對當前各種的心理健康服務，他們的批評確實有理論上和政治上的侷限，也不見得能提供多少有意義的替代方案。

也就是說，一九六〇年代末和一九七〇年代初，他們的想法（尤其是連恩）抓住了年輕一代的想像力，使他們看到了精神醫學體系的壓迫與一般「正常」觀念的狹隘，因而挺身反對，當成反資本主義鬥爭的廣大戰線之一。然而，他們的思想對精神醫學體系和實務所產生的影響有限，到了一九七〇年代末，任何他們提出的挑戰都被日益強大的生物精神醫學家有效地消除和掩埋了。

五十多年過去了，第一章討論過，各種心理健康危機接連出現。批判心理學家和精神醫學家提出強有力的證據，抨擊生物學心理學家。心理健康服務使用者（或倖存者）運動壯大起來，人們因此對反精神醫學的思想產生了新的興趣。以近期的例子來看，記者兼作家富特（John Foot）撰寫了義大利激進精神醫學家巴薩利亞（Franco Basaglia）的新傳記，內容絕佳；二〇一七年，連恩生平傳記搬上大螢幕，在電影《瘋癲之翼》中，由坦南特扮演連恩。二〇一五年，利物浦希望大學（Liverpool Hope University）則舉辦大型研討會，集中討論左翼陣營塞奇威克對連恩的重要幾項批評。

本章第一部分將概述連恩在一九六〇和一九七〇年代發展出的重要思想。接著，我將討論塞奇威克所提出的批評。塞奇威克也是一九五六年後英國新左派的領軍人物，他是塞爾日著作的翻譯者，多年來一直是國際社會主義者（International Socialist，英國社會主義工人黨

〔Socialist Workers Party〕前身）的積極成員。塞奇威克對於心理健康的看法，近年來獲得了一批新的支持者，由上述提到的研討會可見一般，二〇一五年他的著作《精神病患的政治》也重新出版。關於塞奇威克對連恩的批判，本章最後一部分將總結其優缺點，也會探討他自己的想法有哪些真的有助於理解與批判心理健康和精神痛苦。連恩及他夥伴的觀點與最近發展的「瘋癲研究」（Mad Studies）之間的關係，將在下一章討論。

第一節 《分裂的自我》

連恩於一九二七年生於格拉斯哥加文（Govanhill）地區的工人階級家庭。他在自傳《智慧、瘋癲與愚蠢》（*Wisdom, Madness and Folly*）以及接受作家穆倫（Bob Mullan）的長篇訪談中（其後出版題為《以瘋為常》〔*Mad to be Normal*〕，也是二〇一七年同名自傳電影的故事來源），都詳細討論了他幼年和成長經歷。雖然童年和青春期的特殊情況，對他後來的發展顯然很重要（例如，加文地區的兒童只有少數可以就讀公立但「自主」的哈奇森文法中學〔Hutcheson Grammar School〕），但這裡的討論重點，將放在他一九五〇年起成為精神科醫師的想法和活動。

連恩的第一本書《分裂的自我》（*The Divided Self*）於一九六〇年出版，內容是根據他早期服兵役時在軍隊中擔任年輕精神科醫師和之後一九五三至一九五五年間在格拉斯哥精神病院工作的經歷。在《以瘋為常》訪談裡，提及他使用了在那個時期精神病院提供的治療方法：

> 胰島素休克療法是各地的標準做法，有時在患者昏迷中間施以電擊。在軍隊和加特勒維爾（Gartnavel）皇家醫院裡，通常的治療方式範圍很廣，從使用具準鎮靜劑作用的三聚乙醛（paraldehyde）、巴比妥（barbiturates）和溴化物（bromide）等藥物到電擊、胰島素和腦白質切除術……基勒恩（Killearn）軍人醫院的顧問每週一次去特勒維爾，做一次腦白質切除手術。在純粹的臨床基礎上，我對這種做法感到反感，但完全不以為意地做了……142

正如連恩所說，在這一時期，他不是唯一一個質疑使用這些新身體「治療方法」的人。一些老一輩的精神科醫師也拒絕執行腦白質切除術或電痙攣療法，而在蘇格蘭的其他地方，社會精神醫學家麥斯威爾・瓊斯正在與有心理問題的患者一同努力而發展社區治療方法。但是，連恩的方法，如在《分裂的自我》的例子中所說明的，有兩個獨特方面。

首先，他強調嚴重精神疾病（包括思覺失調症）的「可理解性」。他認為，這些被標籤為精神病患者的言談和行為，不應視為無意義的胡扯或隨意的滑稽動作，不是大腦失常下的輸出反應。相反地，這些行為大多可以理解為對當前或過去情況的些許理性回應，通常涉及不能容忍的家庭壓力和要求。這種想法也影響了連恩此一時期的做法。他對那些被視為思覺失調症的人表示了極大的支持。例如，他有時會單獨花時間與患者一起在軟墊病房，聆聽和嘗試與他們溝通。

《分裂的自我》在當時非常有說服力，到今日還是，部分原因在於，經過連恩的解釋，那些彷彿無意義的思覺失調行為，都會比表面上看來的更為合理。例如，他引用過一個經典的精神醫學個案研究。有位年輕男性患者在語言和行為上明顯嚴重失常，現代精神醫學創始人克雷佩林把他送到醫學院課堂上作為緊張性興奮（catatonic excitement）的研究例子。連恩對此個案進行徹底的重新詮釋，他堅持認為，年輕人的行為也可視為要反抗克雷佩林，因為自己被送去「展示」：

現在看來很清楚，患者的這種行為，至少可以用兩種方式來看待……人們或許會將他的行為視為一種疾病「跡象」；也或許會將他的行為視為要表達自己的存在。我們得從存在的現象去建構，以推斷他人的感受和行為。這個小伙子跟克雷佩林有什麼往來？他似乎是陷於痛苦和絕望。他以這種方式說話和行動是為了什麼？他反對被測量和測試。他希望得到聆聽。143

連恩提及了存在主義，突出了《分裂的自我》第二個顯著特點：在一九五〇年代英國精神醫學中，它具有非同尋常又雄心壯志的理論框架。連恩從十多歲開始，就浸淫在哲學和社會理論中，包括馬克思的早期著作和《資本論》。然而，對他產生主要影響的是歐洲現象學和存在主義哲學，尤其是齊克果、尼采和沙特的著作。此外，在《分裂的自我》出版前四年，他還在倫敦的塔維斯托克學院（Tavistock Institute）接受過精神分析的培訓，濡染在佛洛伊德及其後繼者的思想之中。連恩運用存在主義來理解思覺失調症，塞奇威克認為那意味著：

用其中一種最艱澀的哲學來解決其中一種最令人困惑的心理健康狀況，這種方式意外地有助於闡明兩者。存在主義哲學最著名的概念是內心的模糊與思想的無紀律性，在一個具體、實際和社會性的緊迫脈絡中，它能用來呈現問題，進而理解精神疾病。反過來講，從一種主要的精神疾病類型中，我們可以看到一個精神體系，它具有法則般的樣貌與序列，若以存在主義的用語來理解，也就是在面對不明確和具威脅性的個人環境時，患者採用理性策略的結果。[144]

連恩要將這些不同的哲學傳統融入一個連貫的世界觀，但有多成功則是另一個問題。事實上，連恩後來對年輕人特別有非凡的吸引力，原因之一在於，他似乎能夠擁抱截然不同的哲學，包括馬克思主義、佛教、存在主義，而同時讓這些哲學的追隨者可以主張，連恩是「我們這一派的」。

然而，正如塞奇威克所說，對比後來的著作，連恩在這個早期階段有三個重要的區分特點。首先，它沒有神祕主義的暗示。《分裂的自我》的關鍵概念是「**本體論上不安感**」（Ontology Insecurity），它僅僅意味著：

自我（self）與世界之間的界限中，有一種深層的個人不確定性，可以對比於正常兒童發展中出現的自我界限（ego-boundaries）區分。寓居於世（Being-in-the-world）意味著人與人之間的社會互動以及祈克果著作《致死的疾病》（*The Sickness unto Death*）的思想，不是指靈魂在上帝面前的孤獨，而是罹患思覺失調的絕望。簡而言之，連恩是將歐陸存在主義思想的神祕主義元素自然主義化了。145

其次，與他後來著作相較，《分裂的自我》沒有主張：思覺失調症或其他類型的嚴重精神痛苦（無論如何概念化）都只是純粹的痛苦，也不只是意識更為增強而已。

第三，在這個階段，「思覺失調症」仍被認為是個人呈現出的回應模式。正如塞奇威克評論的：

五年後連恩觀念就轉變了，它消失在縱橫交錯的訊息中，有些被扭曲、有些正在扭曲。這些訊息代表了，在連恩的描述下，患者家裡沒人生病或有「思覺失調症」。146

第二節　從《自我與他者》到《體驗的政治》

若說《分裂的自我》（1960）是連恩最能歸類為「精神醫學」的文本，而之後幾年出版的著作包括《自我與他者》（*Self and Others*，1961）和《健全、瘋癲與家庭》（*Sanity, Madness and the Family*，1964），標誌著一種轉變，不再關注被視為「思覺失調症」的個體，而是個體與他者的關係以及相互作用。在一九六五年鵜鶘鳥（Pelican）出版社再版的《分裂的自我》前言，連恩寫了以下這點：

> 我專注投入，嘗試描繪某種思覺失調症的存在，但卻陷入了應該要避免的陷阱。[147]

這個「陷阱」甚至意味著，他承認存在一種稱為思覺失調症的「疾病」。對比之下，在第二版的《健全、瘋癲與家庭》（與埃斯特森〔Aaron Esterson〕合撰，1969）出版時，他還可以肯定地說：

我們不接受「思覺失調症」是一種生物化學、神經生理學、心理學的事實，就目前所掌握的證據將其視為事實，是明顯的錯誤。我們也不假設它存在，也不把它視為一種假說，也沒有提出任何一種思覺失調模式。[148]

我們將在下一章看到，挑戰精神醫學分類在理論和實證之有效性，包括思覺失調症，是當代批判心理學家和精神醫學家諸如博伊爾（Mary Boyle）和蒙克里夫（Joanna Moncrieff）的核心工作關懷。但是，連恩首創的和具爭議的觀點，是他在《體驗的政治》（*The Politics of Experience*，1967）對思覺失調症的看法，總結如下：

> 沒有思覺失調症這種「疾病」，但標籤是個社會事實，而社會事實為**政治事件**。這種政治事件發生在社會的公民秩序之中，對被貼上這種標籤的人加諸了定義和後果。這是一種社會處方，使一系列社會行為合理化：被貼上標籤者附屬於一些其他人，後者在法律上得到認可、在醫學上獲得權力並在道德上有義務對前者負責。透過家庭、家庭醫師、心理衛生官員、精神科醫師、護理師、精神科社工和病友等聯盟的協同行動（「陰謀」），被貼上標籤

者開始扮演角色，進入患者的生涯。149

在這裡，高夫曼具影響性的文本《精神病院》和一九六〇年代「標籤理論」對連恩的影響，是顯而易見的。但是，為什麼家庭和心理健康制度要這麼做、要對付誰，連恩沒有表述清楚。相反地，他主張這個問題和其他問題「只是有人剛開始質疑，更鮮少有人回答」。150 他說，到目前為止，大家往往從家庭中去尋找答案，但有必要跳開這一層解釋，並思考一下：

所有這一切的意義都包含在社會公民秩序更廣泛的脈絡下，也就是**政治秩序下**，人們對他人行使控制和權力的方式。151

雖然這可能表示，連恩正走向對思覺失調症的具體政治分析，但實際上在同一著作中，他的論點正朝著相反的方向發展：走向「內部空間」。從一九六〇年代中期開始，在各種場合，他提出有別於其他精神醫學家的看法，也就是將思覺失調症看成一種「治療之旅」、一種「內在旅程」：

人崩潰後要到工廠進行「重新檢修」，但不是去精神病院，而是有個場域，可讓他們進一步走入內部時空中，又可返回現實，但因此可能會比精神科醫師和其他健全的人更容易迷失。從精神醫學的術語中來看，那些準備好的人通常即將面臨思覺失調症。我們需要一個啟動儀式，比起精神疾病檢查、診斷和預後等退步的儀式，我們需要一個啟程儀式，讓這個人獲得充分的社會鼓勵和認可，在引領下進入內部時空而又可返回。152

無疑地，人們應該可從中得出結論，連恩正朝著神祕主義的方向前進。當然，他並不孤單。一九六七年《體驗的政治》出版的那一年，也是披頭四樂團前往印度跟瑪赫西大師（Maharishi Mahesh Yogi）學習冥想的一年。此外，連恩與美國研究迷幻藥的大師利里（Timothy Leary）和阿爾伯特（Richard Alpert）一同服用迷幻藥。因此，考慮到此前幾年出版的《體驗的政治》倒數第二章的內容，他在一九七一年決定到錫蘭一間修道院長時間學習佛教禪修，應該不會讓人大吃一驚：

要達到真正的心智健全，就得以各種方式消解正常的自我，因為那是錯誤的自我，只為了稱職地適應異化社會的現實。在神聖力量出現後，傳達給我們內在的原始意象。死亡，重生，最終再建立新的自我運作。自我現在是聖神的僕人，不再是背叛者。

第三節　評價連恩

大約四十年過去了，連恩的思想在一九六〇和一九七〇年代初對一批年輕人產生了的影響，較難說得清楚箇中關係。社會主義及女性主義精神分析學家茱麗葉・米契爾，在《精神分析與女性主義》（*Psychoanalysis and Feminism*）一書的討論中，部分解釋為何連恩思想對年輕人具吸引力：

> 在一九六〇年代初期，青少年造反的時代，連恩無論是否有意，都代表造反者參加了這場戰鬥。他的作品說出了青少年所面對的核心困境，**包括離開家庭的危機**。連恩的激進姿態不僅僅是為了表示支持，**他的整個計畫和「人的科學」的成就，就是致力於此一目的**。[153]

不過這番陳述言過其實。雖然連恩的著作確實引起了許多年輕人的共鳴，畢竟都經歷了自己家庭的壓迫。但是，若要對他思想作深入討論，只從精神分析角度將其化約為訴諸於年輕人的共鳴，則過於簡單化、也帶有點優越感了。

一開始時，對連恩思想有興趣和熱情的大眾，遠遠超出年輕人的圈子。在這一時期，有關連恩的書籍和文章，包括學術和流行文化，都構成了一個名副其實的產業。

其次，一九六〇年代的年輕人確實感到憤怒。美國在越南持續進行殘酷戰爭、美國南方腹地的黑人權利被剝奪、核武器競賽恐將毀滅全球。諸如英國的電視劇《凱茜回家》（*Cathy Come Home*）等揭露英國無家可歸者的社會危機。連恩對核心家庭的批評引發迴響，同樣地，他之所以具有吸引力，有一個重要因素，是他能夠揭露官方對「身心健全」看法的虛偽和矛盾。在官方的認可下，那些恐怖現實是「正常」、合理的，在這樣一個世界中生活，壓力和緊張使人心理崩潰，卻被汙名為「瘋癲」。正如當時流行的口號所說：「不用調整你的思想——錯的是現實。」

然而，最重要的是，連恩的貢獻在於讓我們知道，若透過患者雙眼來看待嚴重精神疾病（無論如何定義），其實它根本不具有任何生物醫學上的顯著意義。《體驗的政治》一書所強調的重點，成為後來運動和研究的核心，包括心理健康服務使用者運動和最近的「瘋癲研究」（Mad Studies）。在這方面，米契爾援引了佛洛伊德的話：

> 起初似乎有理由相信，終有一天生物化學會向我們揭示一種物質，它的存在會產生雄性性亢奮，而另一種物質會產生雌性性亢奮。但是，這種希望太過天真，跟另一群人不分高下，居然想在顯微鏡下分離出歇斯底里症、強迫性精神官能症、憂鬱症等的不同刺激因素。慶幸地那些方法今日已經過時。

她評論道：

> 感謝連恩，我們現在可以將「思覺失調症」也加進這份名單中，只是遺憾的是，重現一項發現需要花很長時間，而且我們仍然與天真的生物學家抗爭，反對男、女的生物學決定論立場。[154]

實際上，正如我們在第二章中看到的，在二十一世紀的第二個十年中，「天真的生物化學家」比以往任何時候所處的主導地位都更為鞏固。自一九七〇年代以來，越來越多人批駁和貶低連恩和反精神醫學，主要是以生物醫學為本的精神醫學機構重新興起。需要補充的是，連恩當時也越來越依賴於酒精和日益古怪的治療方法，包括在一九八〇年代中受到大規模推動的「呼吸重生療法」（rebirthing）。不過，對於連恩的批評不只來自於強調生物醫學模式、偏向政治右派的精神醫學界；也有來自政治左派，其中最重要的就是塞奇威克的著作。如上所述，塞奇威克一九八二年的著作《精神病患的政治》最近再版刊行，並成為了相關爭論的主題。這裡，我們將重新審視他的一些重要論點。

第四節　《精神病患的政治》

《精神病患的政治》（*Psychopolitics*）一書由三部分組成。有些人認為精神疾病各種性質都與身體疾病不同，第一部分批判和探索這些觀點。接著討論了四位當代重要的精神醫學批評者：美國精神醫學家薩斯、社會學家高夫曼、哲學家兼歷史學家傅柯和連恩。最後部分討論到，更人道的心理健康體系會是怎樣的，實現它可能涉及什麼問題。這裡，我們的討論將主要集中於第一部分和塞奇威克對連恩的批評。

精神醫學的支持者及反對者彼此爭論精神疾病的性質，塞奇威克首先處理這些爭論。對前者而言，身體和精神疾病都是生物學上的「事實」，都應該透過實證主義的角度來檢視。基本上，思覺失調症、躁鬱症、關節炎與多發性硬化症都是相同的疾病。對比之下，反精神醫學的人士認為，身體疾病與所謂的精神疾病性質上不同。第一種是真實的，第二種是社會建構出來的「神話」（薩斯的名著便是《精神疾病的神話》），沒有生物學上的標記。

塞奇威克批評了這兩種立場。他認為，這兩群人未能提出邏輯上的優先問題：什麼是疾病？要回答這個問題，他先提出，**所有疾病**都是社會建構。

> 所有疾病基本上都只是「偏離常軌」……在自然界中沒有任何疾病或病患。155

他認為，就「精神疾病」而言，最明顯的一點是：

要說某人罹患精神疾病，或者宣稱自己是精神病患者，就是將複雜的意義連結到一些行動和行為。在其他的社會中，或在自身社會中這種的偶發事件下，這些行動和行為會根據完全不同的概念來詮釋。156

然而，他認為身體疾病的社會建構並不會比精神疾病為少。以蛀牙為例：

在數以百萬計的英國工人階級家庭中，兒童牙齒脫落，需要人工假牙是理所當然的。但牙齒脫落的過程不是一種疾病，而是一種命運使然。另一方面，在牙醫以及在社區中受過更多教育的人，他們被社會化而納入牙科意識型態中，認為兒童牙齒脫落是產生自明確的病變過程，稱為齲齒，它的病因學已經確立。157

他總結了他的立場如下：

所有疾病，無論用身體部位的術語來設想，或是以更大視野，從人的身體功能來看，都表達了社會價值判斷（用已理解和接受的規範來對比人的狀況）以及嘗試作出解釋（當成可控制這種被貶低的疾病）。物理主義的精神醫學家錯誤地認為，可以在精神病理學裡找到客觀的疾病實體，如糖尿病、肺結核和後梅毒性麻痺等類似狀況。反精神醫學人士正確地指出，精神病理學的分類指涉價值判斷，所以精神疾病被視為偏常；另一方面，這群批判者則有錯誤的圖像，以為身體醫學與精神醫學的邏輯基本上是不同的。其實對糖尿病或麻痺症的診斷，也包括肯認某些規範或價值。反精神醫學人士只能夠假定，身體疾病及其診斷為一種不精確的機械模式。因此，從上述這個論證我們得出，精神疾病像腰痛或結核病這樣的身體疾病一樣，很容易在疾病框架淪為概念。158

塞奇威克承認，這個論點容易受到誤解，所以進而補充兩種條件。首先，他不是支持現存官方的精神疾病分類。因此，他認為：

「思覺失調症」很可能根本是一個粗略的類別，只是精神疾病大雜燴之一，在邏輯上或生物學上沒有什麼共同之處。

這些診斷類別是根據社會、醫療和歷史的變遷而發明或拋棄：

我能夠想像，例如到二〇八一年，沒有人會被歸類為罹患糖尿病或哮喘，儘管他們會感受到與現今糖尿病或哮喘患者相似的不適感。159

其次，更為重要的是，他強調，自己並不是在主張「技術化」、針對特定疾病進行更多的治療：

疾病的特定醫學模式並非只有一種……對於疾病控制的最大進展，往往是透過非醫療措施，尤其是社會和政治的變革來實現。在工人階級的房屋安上窗戶（有利於陽光射入），供應潔淨水和有效的汙水處理，比起辯識特定的微生物或醫藥的新發現（如各種抗生素和抗毒素），更能消除近代流行病感染和瘟疫。160

然而，對於塞奇威克來說，辯論也具有重要的政治影響。事實上，他主要關心的是，他看到拋棄精神疾病概念所帶來的社會和政治後果：

> 我認為，如果沒有疾病的概念（包括精神疾病，因為排除它就會導致粗糙的身心二元論成立），我們就無法提出要求，以改善生活所在的社會的健康服務設施……精神疾病，如心理健康，根本上是一個**批判性**的概念；或者說可以形成一個批判性概念，只要人們使用它來對現有的社會組織提出要求和施壓。有些修正主義者試圖消除和減少精神疾病概念的批判性意涵，令強大的心理健康服務改革運動難以順利展開。[161]

塞奇威克隨後把注意力轉向上述四位思想家的想法，對薩斯、高夫曼、傅柯各有一章的討論篇幅，對連恩則用了兩章。這裡，我們只準備討論塞奇威克對連恩的兩個批判要點：他離開了政治、走向神祕主義，以及強調家庭在「引起」思覺失調症時的作用。

塞奇威克認為，在一九六〇年代後期，連恩從《分裂的自我》一書到他擁抱神祕主義思想是有連貫性的：

我們應該可以將他思想的發展視為一系列的挑戰，他反對「類思覺失調症狀」的全部分類，那些是精神醫學教科書常有的分類法。正統醫學中被當成臨床病理學「跡象」的外顯行為，連恩都視為是可以理解的行動，特別是放到社會背景下看，更顯得合理和神智清醒。[162]

正如我們所看到的，在《分裂的自我》一書中，這意味著患者的言談和行為可視為自我碎片或分裂的證據。但是，在他隨後的工作中，解釋的焦點從個人轉移到患者的社會環境以及與他人的相互影響——尤其是家庭。然而，連恩的追尋並不止於此。塞奇威克認為，連恩的基本立場使他直接走向神祕主義。塞奇威克稱那個立場為「與思覺失調症患者同心」，其他人則說那是把思覺失調「浪漫化」了。即使思覺失調症的所有症狀都得到確證，並找到意義：

那我們如何看待人格解離的特殊症候群？這是思覺失調症患者嚴重惡化的特徵，實際上他們不知道哪些範圍是自己，也不曉得外部的現實從哪裡開始，可稱之為「自我界限的喪失」。[163]

在醫學和精神分析的傳統思想中，自我界限喪失是非常嚴重的狀況。但是連恩有他的基本立場，雖然確認思覺失調體驗存在，但譴責現代社會過分強調他所謂的「自我體驗」（egoic experience）。連恩似乎接受了傳統佛教對這種自我體驗的看法，即「虛妄」。

正如塞奇威克評論的：

> 與其貶抑「自我」（它看來同等於人對自然和社會世界之感知和活動），不如去承認，失去了「內在」與「外在」、「自我」與「世界」之間的界限，是極大的不幸。如果連恩追求的目標是與思覺失調體驗完全合一，那麼一定不會成功。164

塞奇威克對連恩擁抱神祕主義哲學作出了批判且嚴厲的政治譴責。連恩於一九七〇年代初決定搬去錫蘭（現在的斯里蘭卡）的修道院。當時這個國家處於殘酷的內戰之中，而修道院所在地由政府軍控制，塞奇威克認為這是一種政治背叛。

塞奇威克對連恩思想的第二個批判是，連恩認為所謂思覺失調症的相關行為是能理解又明白的，那是個人為了回應被扭曲的家庭動力和溝通模式。連恩在一九六四年首次發表的論文之修訂版（後來收入《體驗的政治》一書）中，聲稱：

在一百多個案例中，我們研究圍繞著社會事件的實際情況。當一個人被視為罹患思覺失調症時，在我們看來，被視為思覺失調症患者的體驗和行為，**無一例外地是個人發明的特殊策略，藉此在不值得過的處境中生活下去**。165

塞奇威克從「科學─實證與倫理─政治的理由」拒斥了這一論點：從科學─實證上而言，連恩無法證明，在個案研究中，家庭成員之間相互作用有任何不尋常的事情（也未能兌現承諾，提供與「正常」家庭的比較研究），而從倫理─政治方面，連恩完全無理地指責父母，說孩子變瘋都是他們造成的。

第五節 「塞奇威克式」的心理健康政治？

最近幾年，塞奇威克對心理健康的看法，吸引了一批新的讀者。一些具批判性的學者和從業者，現在談到心理健康政治的方法時，會認同自己為「塞奇威克派」。最近發行的《批判和激進的社會工作》（*Critical and Radical Social Work*）期刊的專號，客座編輯們致力於討論塞奇威克的思想，解釋塞奇威克對於他們的吸引力，如下：

> 塞奇威克能夠抓緊流行的批判性心理健康話語，並提出重要見解（但通常被視為「反精神醫學」的修辭），同時也使這些話語的元素成為需要解決的問題，他稱作「半真半假」……塞奇威克仍然是激進人物，充滿挑戰精神卻頭腦清醒，因為他會小心那些粗暴、偏激、太對立的意識型態，以防深陷精神痛苦的人被迫接受它們。我們可以認為，他體現了歷史唯物主義的精神——從現下展開的社會形勢中分析實際動能，他稱之為政治可能性的普遍條件，以促進社會變革。

這份專號的撰稿人，包括一些關注心理問題的當代主要評論者，他們以各種方式宣稱，塞奇威克是「瘋癲研究」[166]的先驅，或者是「最初的批判實在論者」（proto-critical realist）。[167]

從上述的討論中可以明顯看出塞奇威克《精神病患的政治》一書的豐富性，以及他對於反精神醫學侷限性的深刻見解。當心理健康服務受到緊縮政策攻擊時，其論點尤為重要。然而，正如克雷斯韋爾（Mark Cresswell）與斯賓特勒（Helen Spandler）所指出的，有些人恐怕過度崇拜塞奇威克的思想，這亦與他自己的研究精神有所扞格。我認為塞奇威克對連恩和反精神醫學的批判有一些弱點，在這最後一部分我會試著闡述。

首先，塞奇威克將身體與精神的疾病合併來看待。他試圖避免身心二元論，正確地指出身體與精神疾病兩者的社會建構性質，但這兩種議題不能等同看待，否則會忽視精神痛苦最重要的特徵，也就是精神痛苦的主觀經驗以及當事人如何回應；連恩在《分裂的自我》中的精彩解釋也可能因此被忽略。例如，大多數人會因恐懼和妄想而聽到腦海中的迫害聲音並作出回應，但常常被誤認為「瘋了」。同樣，喬治．布朗和蒂里爾．哈里斯於一九七八年研究女性憂鬱症後得出結論，在這種狀況的起源中，重要的不僅僅是個人生活經驗的變化（如離婚或喪失親友之痛），毋寧是個人如何理解這種變化以及它的意義：

變化本身並不重要，因為一切都將取決事件本身的意義……變化的重要性與長期威脅有關，而長期威脅通常會產生失落感和沮喪。168

深具洞察力的反精神醫學評論家科托維奇（Zbigniew Kotowicz）認為：

塞奇威克在他的討論過程中，提出了幾個重要的問題，但他的分析不完整，事實上這種不完整可能使得他的結論不正確。在他的研究過程中，沒有一處考察過精神疾病與身體疾病的**體驗**不同之處。例如，幾乎可以肯定地說，感染肺炎和神經崩潰的差別在於，後者需要廣泛不同的醫療應變措施。169

雖然《體驗的政治》一書有明顯的侷限，但證實了瘋癲、精神痛苦等體驗確實存在，對精神醫學體系的體驗也是真實的，這不只為連恩、也為近數十年來的精神疾病倖存者運動提供了起點。

其次，無論連恩理論的弱點如何，他至少都對個體的思覺失調發展提出了解釋。對比之下，塞奇威克沒有提出這樣的論點。正如科托維奇所說：

在他的論點中，常常將問題化約為如何處理精神障礙人士，而沒有分析人們如何走進長期障礙的階段。[170]

事實上，他一方面對反精神醫學持敵視態度，另一方面，他表達出希望精神疾病患者的家庭團結，這體現在他積極參與和支持「全國思覺失調症協會」（National Schizophrenia Association）。這個組織以家庭為主，極力支持以生物學模式處理思覺失調症。他偶爾會不加批判地袒護當時具主導地位的精神醫學實務。例如，他在《社會主義評論》（*Socialist Worker*）發表一篇影評，討論默瑟（David Mercer）撰寫的電影劇本。那是一九七一年上映的劇情片《家庭生活》（*Family Life*），內容是基於連恩的理論。他寫道：

《家庭生活》迎合了一般人的偏見，製造了精神疾病的汙名。它嘗試說服我們，在情緒痛苦時尋求醫療協助確實有些可怕和可恥，那等於屈從於受控制的無意識狀態。這是必要的做法，我們才能暫時鬆一口氣，從噩夢中逃離。電擊療法若執行得當，功用就是讓我們對統治階級的投降。服用或注射鎮靜藥劑，或許是緩解而不是徹底治療，目的是接受並順從我們所討厭的社會體系。171

第三，塞奇威克的批判主軸太單調。他正確地指出了薩斯、高夫曼、傅柯和連恩在政治上和理論上的缺點，但為了證明這些激進立場的侷限性，他幾乎是一竿子打翻一船人，連他們所提出的重要見解都一併抹去，也就是指出主流生物精神醫學的壓迫性，這一點也大多得到認可。科托維奇再次提出：

塞奇威克對於反精神醫學的指責是無情的。他想盡辦法尋找該運動的失敗之處。他許多的觀察都很重要，尤其是分析薩斯所構想的自由市場精神醫學。他認為總是應該提醒大眾，一些以自由之名的花言巧語，掩藏著要返回達爾文式社會的意圖。雖然幾乎他所有的批評都是適切的，但也有一些令人不安的調子——不屑、輕蔑、嘲弄和草率的拒斥。上述思想家的想法，即使從意識型態上而言有些不可接受，但還是貢獻良多，有助於讓公眾瞭解精神醫學。172

他對連恩的批判尤其如此。無論《理智、瘋癲與家庭》等書籍在方法論上的缺陷如何，連恩值得讚揚的是，他嘗試理解社會中最受壓迫和被汙名化的族群，並且傳達團結的訊息。此外他認為，家庭生活的壓力和動力可能嚴重損害其成員的心理健康，這無疑是沒有爭議的。英國詩人拉金（Philip Larkin）這麼說：「你的父母，就是他們讓你如此糟糕，這也許不是其本意，可事實如此。」很多人從自身的經歷會非常認同這句話。而早在一九七二年，一批主流精神醫學家和學者正在發展所謂的「情緒表達理論」（Expressed Emotion theory），以確定家庭在思覺失調症復發的作用（如果不具因果關係）。[173] 連恩一般都小心避免（或者不會刻意表示）說家庭會**導致**思覺失調症：

> 不是要把責任歸咎於任何人。但從定義而言，當事人很難看出自己哪裡站不住腳或僵局在哪，也不會自我矛盾地認為「沒人是贏家」。很少會有人為、蓄意、憤世嫉俗的謊言或者殘忍的意圖要驅使某人發瘋，儘管這種情況比通常想像的更常見。[174]

最後，塞奇威克的批判是出於一個政治關懷。如上所述，拋棄「精神疾病」的概念後，左派就沒有堅實的基礎來捍衛或爭取改善現有的心理健康服務。現今，英國皇家精神科醫學院（Royal College of Psychiatrists）等機構認為，心理健康服務應該獲得與身體健康服務相同的優先順位和資金。

對此論點，可以從哲學或政治的角度加以回應。首先，就瘋癲和精神痛苦的「現實」或其他方面而言，皮爾格里姆以批判實在論的（critical realist）立場提供替代選項，否則就只有生物醫學疾病模式以及粗糙的偏離常軌論，後者將諸如思覺失調症等疾病簡單地視為一種標籤和社會控制形式。皮爾格里姆認為，許多生物醫學模式的支持者，包括許多精神醫學家在內，都犯了這個錯誤。他稱作是「認知謬誤」：

> 他們混淆了（專業上偏愛的）地圖及其實際指涉的領土。因此，例如，「思覺失調症」概念幾乎沒有科學的融貫性，但有些人確實聽到其他人沒有聽到的聲音，或者有一些對於身邊人來說沒什麼意義但固著且僵化的假設。「思覺失調症」不是實際存在的事態，而是一種（非常糟糕的）**概念**，但出於政治原因，醫界保留了它並其後（錯誤地）認為它在概念上和實證上具有效度。然而，組成它的體驗特徵（「單一症狀」或「訴苦」）卻在某些人身上鮮

活地反覆出現。這就是為什麼一些拒絕精神醫學知識的人，更喜歡以「單一症狀」或「訴苦」的角度看待心理健康問題（參閱Bentall，2009）。[175]

因此，例如，聽到聲音或感到沮喪的**體驗**，是非常真實的，但將其描述為疾病可能是無益且誤導他人。

在政治上，塞奇威克的論證中有一個真確的要件。當有嚴重精神疾病的人被迫長途跋涉，以確保在精神病院裡有張安置床位時（因為它們通常是在英格蘭），那麼爭取要捍衛和改善現有的服務便是政治上的優先順位。我們也不應該支持聽起來進步的心理健康模式，以免有人以強調「自立」和「復原」來作為刪減服務的幌子。過去十年來，有許多運動要捍衛心理健康服務，以免被刪減和終止。這些運動顯示出，當服務使用者、工會和運動組織「社會工作行動網絡」結成了聯盟，才更有可能捍衛心理和社會的支持體系，那是政府應該提供的，而不是他們所經歷的壓迫性和過度醫療化的服務。社會工作行動網絡提出了《心理健康憲章》（*Charter for Mental Health*），當中提到：

我們需要建立更廣泛的聯盟……以停止服務被刪減和私有化，並確保人們不會被拒絕獲得資源充足的社區和住院服務。然而，只有保護服務體系是不夠的，我們希望可以有更好的服務。也就是說，我們需要以使用者為核心，經由民主參與而形塑的服務。透過社會方法建立介入手段，才能對抗各種歧視。這種支持系統是基於社會正義而非受利潤所驅動。服務使用者、照顧者、從業者、工會人士和社運分子所組成的聯合運動，才有可能捍衛且改變服務體系。[176]

第六節 結論

在心理健康議題上，當前沒有什麼事情可讓人感到高興，但上述章節指出，有兩種資源能帶來希望。首先，目前的心理健康危機（更確切地說，**危機有好幾個**，因為問題不僅僅是精神痛苦的程度，還包括心理健康服務的性質和可得性）正使服務使用者、從業者和評論員重新審視近幾十年來的論辯，並探討主要激進思想家的觀點，諸如連恩和塞奇威克，以及礙於篇幅限制而沒有討論的巴薩利亞[177]和法農（Franz Fanon）[178]等其他人。最重要的是，我們不偏向哪一派，而以開放的態度進行這種辯論。所有這些思想家都有自己的優點與缺點，只有藉由批判性的辯論和討論，不成為哪一派的信徒，才能確定他們的見解哪些符合當前情勢要保留，哪些可以捨棄。

其次，連恩的主要著作是在一九六〇年代寫成的，當時許多被診斷為精神疾病的人仍然自願或非自願地被禁閉在大型精神病院。在心理健康領域，塞奇威克的主要政治介入手段是組織家屬團體，特別是全國思覺失調症協會。但這兩位思想家都沒有認真構想過，有心理問題的患者或精神醫學體系的倖存者可以集體行動，而成為改變的力量（在這方面，最近富特考察了巴薩利亞及其同事在一九七〇、一九八〇年代在義大利的相關經驗，找出很多有用的訊息）。[179] 近幾十年來，心理健康服務使用者運動湧現，還向前邁進一大步，連結上更廣泛的障礙者權利運動。這意味著，正在經歷或經歷過精神痛苦的人們開始發聲，其訴求成為討論的核心，以擬定未來心理健康的服務和策略。這種運動本有的性質及其內部的爭論，將在下一章中加以探討。

第五章

「發生在你身上的不幸事情，令你發瘋」：精神醫學霸權的新挑戰

第一節　導言

到了一九七〇年代末，連恩和反精神醫學的思想普遍呈現衰落的趨勢。原因在上一章的討論裡已指出，除了思想內部的矛盾，還有生物醫學模式的復辟，最重要的是，柴契爾於一九七九年大選後成為首相，雷根於一九八一年選上美國總統，之後激進運動就大範圍地退潮了。然而，自本世紀初以來，人們已經看到在心理健康方面出現了新的激進流派。

其中之一是重要的精神醫學家和心理學家、社會工作者、運動者和心理健康服務使用者所組成的聯盟，大力促成了他們所謂的「典範轉移」，改變了心理健康和精神痛苦的觀念。新典範或世界觀取代了以生物化學或基因傳遞的模式來解釋精神痛苦，而更主要從人們的生

活體驗中來尋找「瘋癲」和精神痛苦的原因：

在過去幾年中，出現了一種新的、極為重要的典範，有助於我們理解極度情緒痛苦，也可能改變我們對人類受苦的概念，其範圍橫跨心理健康問題的整個光譜。這是一項強有力的證據，是根據創傷研究、依附理論和神經科學的綜合研究成果，為復原提供了新的希望。它還對生物精神醫學提出了強有力的挑戰，以科學證據來證實和證明人們一般都知道的情況：許多心理健康有問題的人，其第一手經驗就是——發生在你身上的不幸事情令你發瘋。180

近十年來，批判心理學家、精神醫學家以及威金森和皮凱特等社會科學家得出大量研究證據、奠下基礎才得以出現新典範。這些作者都指出生物醫學模式的侷限性，並建議用社會模式取代，它是基於人生所體驗到的精神痛苦。社會工作學者梯爾（Jerry Tew）總結這些關鍵要素如下：

無論精神痛苦在大腦功能方面與生物醫學的關聯性如何，以及遺傳下來的敏感性構成哪些影響，我們都從基本立場出發，把精神痛苦理解作為對生活環境有意義的回應。特定的精神痛苦體驗（即症狀），可理解為應對機制，動能來自內在，代價則是程度不一的主觀痛苦感、困惑和功能受損。它們也可能被視為「間接語言」，試圖表達一些被壓抑、無法忍受的真實社會體驗。181

因此，例如割腕和其他形式的自我傷害，若以此架構來理解，就是應對機制，用來處理情緒痛苦、釋放難以忍受的感覺，而不是純粹非理性或自我毀滅的行為。此外，那些感覺其實是可以拿出來與人協談的。

本章第一部分將會討論這新典範的一些主要元素，並評估它是否符合精神痛苦的現實。在本章較後部分討論的是第二個對精神醫學霸權的挑戰，其較少是來自專業人士和學者的著作和研究，更多是來自有心理問題的人的生活體驗。正如我們在第二章中討論的，回顧心理健康服務的歷史，有個明顯特徵是，經歷瘋癲和精神痛苦的人的思想和感受，都往往被低估和否定。然而，自一九八〇年代以來，心理健康服務使用者以及一些相關專業的盟友在努力反轉那種否定態度。一九七〇年代，身障權利運動展開，但不是為了改善個人的障礙服務，而是在資本主義社會的結構中尋找壓迫和痛苦的來源。之後心理健康服務使用者的運動亦開始發展，同樣地挑戰生物醫學模式以及對患者的醫療措施。

挑戰生物醫學模式的例子之一，就是在英國和國際上日漸壯大的社運組織「聽到心聲網絡」（Hearing Voices Networks）。基於荷蘭精神醫學家羅曼（Marius Romme）、心理學家埃舍爾（Sandra Escher）和心理健康服務使用者哈格（Patsy Hage）的研究結果，這個組織發展起來並主張，其實腦海中「聽到心聲」是很常見的現象，但以前人都不太肯承認。羅曼和他的同事們認為，腦海中的聲音往往是要回應創傷的生命經驗，而且這種回應方式不需要依賴精神藥物。本章第二部分將探討心理健康服務使用者運動的性質和意義，以及它引起的一些政治辯論。然而，在此之前，有必要概述和批判性地考察上述的新典範。

第二節　挑戰主流典範

新典範以四個關鍵概念作為基礎：創傷、解離、依附和神經科學。前三者在這裡探討，第四個將在後續部分討論。

創傷

霍蘭德（Nancy Hollander）在拉丁美洲的解放心理學（liberation psychology）研究中，將創傷定義為：

> 受到外部或內部的刺激所影響，心靈結構（psychic apparatus）分裂或瓦解，而且刺激過於強大，無法以慣常方式處理或同化。[182]

霍蘭德的討論脈絡是，一九七〇和一九八〇年代拉丁美洲於軍事統治時期，無數人遭受了殘酷鎮壓、暴力和酷刑。但創傷也會以更日常的形式出現，例如有證據表明，幼年時的逆境和創傷與成年後的嚴重精神痛苦或思覺失調，兩者有強烈的因果關係。本特爾總結該領域的研究時談到：

> 最近的研究指出，有許許多多不同的社會和環境因素會增加精神疾病風險。除了童年貧

窮、社會不平等和過早暴露於都市有害的環境，若你屬於少數族群或是搬移到偏遠地區（往錯誤的方向發展），或是早期與父母分離、童年遭受性、身體和情感的虐待、在學校遭受霸凌，這些都是致病的風險。

在研究分析童年創傷和思覺失調後，我和我的同事發現，暴露於所有這些童年時期的逆境下，罹患思覺失調的風險就會增加約三倍，有多種創傷經歷的人風險更高。事實上，童年的逆境與後來罹患精神疾病有關，證據確鑿，就如吸菸與肺癌在統計學上顯示的關聯。[183]

另外有兩個研究結果值得提出。首先，思覺失調症等精神疾病的**特定**症狀，通常與童年時期的創傷和逆境有關：

一般認為的思覺失調症狀，諸如幻覺，與其他許多心理健康問題一樣，至少都與童年時期遭受虐待和疏於照顧有強烈關係。[184]

第二個研究結果扭轉了生物醫學方法支持者所聲稱的因果關係。本特爾認為，被診斷為思覺失調症的人，其大腦變化通常是為了回應創傷和逆境的影響，而先有大腦變化才有逆境。

目前有強大的證據顯示，這類經歷會影響大腦的結構，由此我們瞭解，為何許多精神病患者的醫療報告紀錄有異常神經影像。

精神醫學家雷德（John Read）在關於童年逆境和思覺失調的論文中，提出了類似的觀點：

有證據表明，「思覺失調症患者」和「正常」成年人（作為支持「腦疾病」假說的對照組）的大腦所有結構和功能會出現差異，而同樣的差異也出現在受創傷和沒經歷創傷的兒童大腦。當中包括：下視丘—腎上腺—腦下垂體軸過度活動；多巴胺、血清素和去甲基腎上腺素分泌異常；海馬迴受損、腦萎縮、腦室擴大和腦不對稱的反轉（reversed cerebral asymmetry）。185

雷德總結道，該領域的研究證據表明：

> 大多數、甚至所有心理健康問題都源於童年時期，思覺失調症和症狀成因也不例外，但過去數十年來，大家都認為那些問題是出於生物與基因缺陷。

斯特靈大學（University of Stirling）的研究人員，在二〇〇五年分析了無家者和心理健康問題之間的關聯，也強調了幼年經歷對「人格障礙」診斷的重要性，該研究引用了一位經驗豐富的臨床醫師的話，如下：

> 事實上，我可以有把握地說，過去兩年半我所看過患有精神疾病的無家者，沒人擁有一般認為的正常成長經歷。這不是誇張，我真的想不到當中有任何人沒有成長問題。[186]

這並不意味著，所有精神痛苦都可以化約為童年時期的逆境，或被它所決定。但那的確表明，這種事件可能會造成**脆弱的**心理健康，後來只要有生活逆境或壓力就會導致它一觸即發。這種說法類似於一九七〇年代為了克服醫學模式的弱點而發展出的「生物心理社會」（biopsychosocial）或「壓力—脆弱」模式。但是，此模式的問題是，它的主導思想還是生物學，那麼在精神醫學實務上，就會假定脆弱性必定是**遺傳的**。因此，一些批評者將此稱為思覺失調的「唯生物」（biobiobio）模式。[187] 雷德和彼特・桑德斯（Pete Sanders）就質疑：

> 在這種模式下，諸如虐待兒童、失業、失落感、貧困的生活條件等等社會因素，會被化約為遺傳或體質上的潛在觸發因素，就像定時炸彈一樣。具有某些遺傳或體質特性的人才會變得憂鬱、酗酒、瘋癲，等於暗示社會因素本身不會導致心理問題。

他們繼續強調：

> 當然，事實上我們天來具有各種遺傳變異，舉例來說，對壓力的一般敏感程度就各不相同。但我們的基因傾向對壞事有反應，你不需要壞事來壓垮你，讓你憂鬱和發瘋。[188]

最後，正如本特爾指出的那樣，即使是那些在童年時享受夢幻田園生活的人，仍然可能遇到心理健康問題：

當然，無數成年人的逆境也會導致精神疾病，包括負債、不愉快婚姻、苛刻的工作環境和失業威脅。可以說，造成人類痛苦的最大原因，就是在悲慘的環境中與其他人的痛苦產生交集。189

解離

新典範的第二個組成部分為解離。根據一位討論創傷後壓力症候群的重要作者表示：

創傷的本質是解離。強烈的體驗被拆成碎片，因此與創傷有關的情感、聲音、影像、思想和身體感受，有了自己的生命。當它們真正地被再次體驗時，記憶的感官碎片便入侵當事人的現實。190

不難看出，為什麼解離概念在這新典範中扮演了重要的角色。創傷後的感受或一些行為與思覺失調症等精神疾病是相關的。正如范德寇（Bessel Van der Kolk）所評論的：

這些反應是不合理的，遠遠超出了人們的控制範圍。這種激烈而近乎難以駕馭的衝動和情感，令人發瘋，還會覺得自己不是人。在為孩子舉辦生日派對或親人去世時，你的反應是麻木，覺得自己是禽獸。結果，羞恥變成主導情緒，念茲在茲的只有隱藏真相。[191]

與此同時，狄倫（Jacqui Dillon）和她的同事們認為，就像思覺失調一樣，解離也可以造成保護作用，「作為一種保護手段，使個體能夠在精神上從難以承受的經驗中脫離出來」。[192]

依附理論

新典範的第三個要素是依附，雖然這不是新的概念。它起源於精神醫學家鮑比在戰後對分離、依附和失落的研究。依附理論強調，早期形成的照護關係非常重要，不只影響嬰兒的社交、情感和認知發展，也影響以後的心理健康。狄倫將依附定義為：

認知、情感和行為方式穩定發展且持續到成年期，創造一種人際關係模板，加強個人與他人聯繫的能力，能夠調節情緒，理解、推斷他人的心情，以及管理自律神經的興奮（autonomic arousal）以應對具威脅性的感覺和處境。

那些經驗過正面幼年關係的人，更有可能發展穩定的依附方式，於是更有可能在生活逆境中表現出韌性。有人認為，那些經驗過多負面幼年關係的人，可能會發展出不良的應對方式（可分為迴避、矛盾或紊亂），以致不能處理困難問題，據說更容易出現包括思覺失調等精神疾病。

第三節　評價新典範

這種研究精神痛苦的模式，肯認並提供經驗證據，說明各種形式的壓迫在心理健康問題的源頭發揮關鍵作用，包括幼年生活經歷、貧困、不平等、種族主義、性別歧視等，可說邁進了一大步，不再從基因或生物化學方面的缺陷尋找原因。事實上，新典範並沒有否定基因、大腦和我們環境的作用，而是強調大腦與環境之間的相互作用，包括大腦結構被生活體驗形塑，因此可以從辯證的角度瞭解精神痛苦：

> 新典範將身體與心靈視為相互的作用、彼此映照和強化……我們不能獨尊生物學因素，以簡化和化約的方式把它們當成主要的因果關係。我們所概述的不是疾病模式，而是心理社會創傷模式，這對我們的介入手段有長遠的影響。193

對一些介入手段的影響，將在最後一章探討。不過，新典範並非沒有潛在的侷限。首先，雖然他們強調，創傷的根源在實際生活體驗到的精神痛苦，但由此不會自然對精神痛苦有更多的政治理解。正如創傷後壓力症候群的歷史所示，它是以去政治化、個人化和**心理學**的診斷，來取代去政治化、個人化和**生物學**的診斷。正如尼爾（Jonathan Neale）在他對越戰的研究中所顯示的，診斷最初的目的是為了瞭解美國越戰退伍軍人的精神痛苦，包括在回憶和夢境中一再重現痛苦的經歷，情緒變得麻木且會失眠和煩躁。然而，治療人員沒有把痛苦經歷連結到帝國主義的企圖，那令這些年輕人幹出殺人行為。他們解釋說，軍人做了這些可怕的事情卻又樂在其中，便出於無意識的罪惡感而產生精神痛苦（受佛洛伊德影響的治療人員特別會有這種看法）。換句話說，這些痛苦要歸咎到軍人自己：

戰爭受創傷者的治療中心其實是政府設立的，承辦人員當然不能說：「官員和政府應要受到責難。」他們也無法向治療者說：「你們之前在越南所做的會與之後所做的息息相關。」不能向病者說出那些話。所以，精神病學家只好在理論上把問題歸咎為人性，是軍人自己想大開殺戒。194

同樣，激進的拉丁美洲心理學家兼精神分析學家霍蘭德，在研究著作《在仇恨時代中的愛》（*Love in a Time of Hate*）的訪談內容中，霍蘭德選擇不使用「創傷後壓力症候群」一詞，因為她認為，生活在軍事獨裁統治下是現實的集體經驗，不應成為個人化的問題：

我們認為「創傷後壓力症候群」的概念，不足以描述國家恐怖主義對人們心理的影響。這是一個從社會現象中產生的問題……我們甚至還沒有談到創傷，因為它通常被理解為內在的心理經驗。我們使用「創傷情境」（traumatic situation）的概念來表示，國家恐怖主義所製造的心理痛苦有其社會來源……社會創傷的本質不會是私人的，而是公共和共同具有的體驗。195

顯然，相較於生活在資產階級民主環境，生活在軍事獨裁統治下，人民的集體心理健康大不相同。但更為一般的觀點仍然適用，即個人的、非政治化的危險處境是社會現象與問題造成的。

其次，新典範強調，生命初期前幾月或幾年的依附關係對心理健康非常重要，所以政策要依此擬定，但這結論不一定準確亦非進步，尤其是濫用神經科學的研究成果，連結到可疑、根本就錯誤的科學詮釋。例如，強調國家對兒童生活的「早期療育」（early intervention），已經成為過去十年英國新工黨和保守黨政府的主要政策核心。沒有人會反對為父母提供額外的支持和資源來幫助他們撫養孩子。例如，新工黨政府於一九九七年後推出的「安穩起步計畫」（Sure Start programme）有許多正面價值。但正如英國神經學家斯蒂芬．羅斯（Steven Rose）和社會學家希拉莉．羅斯（Hilary Rose）夫婦所說，這種早期療育計畫背後的動機及其假設的基礎，有時不是出於善意、亦非遵循科學方法建立起來。196

例如，當中一個重要的推動因素便是創造財富，以提高英國經濟的競爭力。羅斯夫婦引用了二〇〇八年新工黨政府發表的一份有影響力的報告，名為《心理資本與幸福：在二十一世紀充分發揮自己》（*Mental Capital and Wellbeing :Making the Most of Ourselves in the 21st Century*）：

「如果各國要在經濟和社會方面實現繁榮，必須學會如何利用其公民潛在的認知能力。早期療育將是關鍵。」神經科學計畫對於改變年輕人的心智至關重要。197

二〇一〇年，政府委託工黨議員艾倫（Graham Allen）主持研究，題為《早期療育：明智投資、大量儲蓄》（*Early Intervention:Smart Investment, Massive Savings*），該份報告於二〇一一年出版，是根據艾倫、右翼保守黨議員和前保守黨領袖史密斯（Iain Duncan Smith）先前所共同撰寫的報告。在報告書中，我們明顯看到神經科學與依附理論連結在一起，以作為政治發展用途。198

二〇一一年報告的封面呈現出兩個大腦的「核磁共振成像」照片，一個為「正常」孩子的健康大腦，另一個大腦比較小、更萎縮，顯示那個孩子極度缺乏照顧。這些照片用於支持艾倫的論點：

> 嬰兒出生時大腦的發育已達百分之二十五，接著是快速的發育時期，因此到三歲時，他們的大腦發育達到百分之八十。在這個時期，忽視照顧、錯誤的養育方式和其他不幸的經歷會對幼童產生深遠的影響，在情感上無法「接線」。199

然後，用依附理論解釋受損的大腦，自然而然地把責任完全歸咎不負責任的父母，而不是貧窮或缺乏資源：

> 那些疏忽、酗酒、吸毒或有暴力傾向的父母，將會削弱子女社交和情緒穩定的能力，這些負面經歷可能造成子女發展不良……在最早幾月或幾年中幼兒大腦的成形時期，尤其會造成最嚴重和最深的損害。200

這種觀點離巴納多（Barnardo）兒童基金會首席執行官納里（Martin Narey）所說出的話，只有一步之遙：

在嬰兒遭受不可彌補的傷害之前，應該使更多的嬰兒在出生時便與母親分開。有的人認為……即使在這個早期階段進行介入也為時已晚。201

正如批評者所說，這種想法是偽裝成科學的右翼社會政策。首先，人們提出了質疑，裝飾在艾倫報告封面、廣泛流傳且有影響力的核磁共振成像圖片，來源可能有問題。正如羅斯夫婦所說：

羅馬尼亞的齊奧塞斯庫（Nicolae Ceausescu）政權倒臺後，人們從孤兒院裡救出絕望和瘦骨嶙峋的兒童，那張大腦成像圖比起那景象更具戲劇性。202

事實上，在回應對這份報告的質疑時，包括封面照片提供者以及原初研究者，都刻意與艾倫保持距離，聲稱他們的研究發現被「扭曲」了。

第二，關於早期療育論的科學基礎，依附理論領域的主要權威羅斯夫婦有提出反駁，值得引述討論：

早期療育的假設為：（一）突觸越多越好，因為這個組織允許神經細胞或神經元將訊息傳遞到另一個神經細胞；（二）在這些關鍵日子的惡劣環境裡，突觸會不斷減少數量，大腦也不能正常「接線」；（三）大腦發育有關鍵或敏感時期；（四）在照顧者（母親）和幼兒之間尤其會形成恰當的依附紐帶；（五）早期的「有害壓力」對後期發展有持久的影響。前兩個假設都沒有神經科學證據支持；後面三項則過度簡化問題，因為兒童發育中的大腦與環境因素的關係非常複雜。203

英國心理學家魯特（Michael Rutter）可說是當今全球依附理論首屈一指的權威，但對於「幼年決定大腦發展」這種「有如福音」般的主張，他也保持距離。在「兒童發展研究協會」（Society for Research on Child Development）的主席致辭中，如羅斯夫婦一樣，魯特也根據哲學家布魯爾（John Bruer）的著作《三歲定終身的神話》（*The Myth of the First Three Years*，1999），明白指出：「支持早期療育的說法不僅誤導大眾，且漏洞百出……那些人還說，後來的人生經歷必然只有輕微影響。這種假設錯得離譜。」[204]

事實上，羅斯夫婦認為，形成兒童神經系統的關鍵因素是階級，社交、情感和認知發展也受其影響。二〇一五年美國開啟了一項聯合研究，神經科學家和社會科學家一起研究兒童大腦與社會經濟狀況的關係，羅斯夫婦引用其中內容：

> 該團隊研究了一千零九十九名「典型正在發育」的兒童與少年，年齡為三歲至二十歲，結果發現大腦表面積與家庭收入有關。在較貧困的家庭中，收入小幅增加後，大腦區域也明顯擴大，尤其是與語言和閱讀技能相關的區域。在富裕家庭中，收入小幅增加對大腦區域幾乎沒有產生差別。這意味著，增加心理資本最簡單和最有效的早期療育措施，便是讓兒童擺脫貧困。自保守黨在二〇一〇年選舉後組成了聯合政府以來，英國的政策使情況恰恰相反：更多的兒童被迫陷入貧困……而政府正式拋棄了承諾，無法在二〇二〇年幫全民擺脫貧窮。[205]

第四節　心理健康服務使用者運動：「我們沒參與的決定，就與我們無關」

對於主流的精神醫學世界觀，第二個主要挑戰來自另一個群體（儘管在思想和成員組成上與精神醫學界有不少重疊）。一九六〇、一九七〇年代的反精神醫學運動主要是由專業人士所領導的，包括激進精神醫學家和其他心理健康專家。反精神醫學所丟出的想法促成了心理健康服務使用者運動，它主要由經歷過心理健康問題的人組成，他們都接受過精神醫學服務（有好有壞）。此外，支持的專業人士或「盟友」，也為該運動的發展做出了貢獻。

這場運動的環境前提條件，是一九五〇、一九六〇年代，心理健康政策和服務有了巨大轉變，照顧模式從機構轉到社區。無論舊精神病院有哪些優點或侷限，我們都不能證明，它們提供的環境有利於讓不滿的患者組織起來。作家兼歷史學家泰勒於一九八〇年代進入倫敦北部的費尼恩巴尼特精神病院，一開始先住院治療，後來改為日間照顧。她寫下這段時期的經歷：

要做任何工作人員不喜歡的事情，對我來說是不可想像的，我的恐懼絕不是少見或不合理的。即使在日間照顧時間，包括我在內，患者幾乎也是處於弱勢的。不管是吃藥、轉到不同機構和被拘禁在醫院，都未經我們同意，甚至我們事先全不知道。現今流行的口號是：「關於我們的決定，一定要有我們參與」——對於一九八〇年代心理健康服務使用者運動而言，仍是個遙遠的夢想。206

心理健康服務使用者第一次抗爭發生在一九七〇年代。一九七三年帕丁頓（Paddington）日間醫院的患者創立了精神病患聯盟（Mental Patients' Union）。同時，格拉斯哥和英國其他地方都有類似的情況發生。在此期間，各種各樣的團體和組織如雨後春筍般湧現，包括「反對精神醫學壓迫運動」（Campaign Against Psychiatric Oppression）、「倖存者站出來」（Survivors Speak Out）和「聽到心聲網絡」，有些只存在短時間、有些則更持久，有些是遍布全國甚至成為國際組織。正如我此前對這一運動的評估：

以心理健康服務使用者運動的性質來看，雖然難以估算實際所涉及的使用者或過去使用者的人數，但有運動人士估計，團體的數目已從一九八〇年代中全國大約十二個增加至一九九〇年代大約三百五十個（Campbell，1996）。這些團體並非都是倡議團體。在林多（Viv Lindow）的描述下，這一運可分為幾種類型：**回應型**（reactive，提案倡議、運動組織）、**替代型**（alternative，急難救助、由使用者主導的方案）和**創造型**（creative，包括「聽到心聲網絡」或「倖存者詩社」）。這些團體的共同性質是，幾乎大多數的服務使用者或前服務使用者所積極參與的活動，在某程度上都是要反抗主流的成見，解除對心理健康問題的負面看法。[207]

在英國，《精神病院》（*Asylum*）季刊繼續為其中一些團體提供表達平臺，並報導它們的活動。英國政府自二〇一〇年以來開鍘，有心理健康問題的人福利被砍，為了因應此局勢，新的運動團體已經出現，包括蘇格蘭的「黑三角」（Black Triangle）、「心理健康反抗網絡」（Mental Health Resistance Network）、「另類復原」（Recovery in the Bin）。

對任何受壓迫的族群，無論是女性、身障人士、ＬＧＢＴ社群、黑人和少數族群，組織運動挑戰各種壓迫，包括物質、政治和意識型態上的，都是一項艱鉅任務。至於有心理健康問題的人，卻要面對所有這些挑戰，甚至更多。

例如，與精神疾病相關的汙名仍然存在。在就業方面，「是時候改變」（Time to Change）組織在二〇一三年進行的研究中，有百分之六十七受訪者表示，因為恐懼汙名，所以不敢告訴雇主或未來雇主自己的心理健康問題。在二〇〇九年進行的另一項研究中，百分之九十二的民眾認為，如果承認自己有心理問題，就業前景就會大受影響。[208] 這表明，如果政府認真想幫助有心理問題的人重返職場，便應該專注對付雇主的歧視態度，而不是把福利縮水或祭出工作能力評估來強迫個人進入職場。這亦表示，對於許多人來說，在職場和社群中「站出來」，承認自己有心理問題，風險還是很高，更不用說投入與建立社會運動。

服務使用者要組織運動，另一個挑戰是精神痛苦本身的影響，雖然這個因素很容易被誇大。在某項服務使用者運動的研究中，有位「蘇格蘭心理健康服務使用者網絡」（Scottish Mental Health Users' Network）的主要運動成員接受訪談：

> 我們得面對一般組織都會浮現的各種壓力，但壓力還有另外一層，就是自己的心理健康問題。對我們而言，壓力意味著情緒恐怕更難處理，身心變得不穩定。[209]

艾爾郡（Ayrshire）一家心理健康中心的成員，強調在組織過程中所面對的其他挑戰：

我在這裡是因為我沒有信心。遇到其他人，他們對我說：「你曾是某某聯盟的成員。」但當你在醫院時，得靠工作人員來幫忙，你會仰望他們。因此，當被喝斥時，就會沒有自信。你不能走到街上，舉起標語牌走來走去，大喊：「我很蠢，你打算怎麼辦？」你一開始就沒有自信，躲得遠遠的。210

這些挑戰來自心理健康問題的本身，連服務使用者運動的有力支持者塞奇威克，也抱持悲觀態度。事實上，過去三十年來，數百甚至數千人為了自己的心理問題而願意「站出來」，爭取更好的服務，讓這樣的運動成真，即使像所有社會運動一樣經歷了起伏。坎貝爾（Peter Campbell）在一九九〇年代撰文，指出了運動發展物質上和組織上的基礎：

英國自一九八〇年代以來，心理健康服務體系發生了巨大變化。雖然體系提供的主要照護和治療類型變化不大，但服務地點和提供機制卻發生了重大變化。同時，這些轉變的直接結果是，那些被診斷為精神疾病的人和已康復的患者，他們的存在和聲音更能在社會和政府的決策機關中凸顯出來。政府會徵詢他們的意見，服務提供者有義務與他們協商。[211]

例如，有大量服務使用者參與制定的《二〇〇三年蘇格蘭心理健康照顧與治療法案》（Mental Health〔Care and Treatment〕〔Scotland〕Act 2003），被視為心理健康立法的一項進步。蘇格蘭首次引入這類法案，讓患者在社區進行強制治療，不過大多數服務使用者和專業團體都反對這項措施。

這些運動所取得的進展反映在全國性組織的創立，例如「塑造我們生活」（Shaping Our Lives）。針對大眾的精神疾病反汙名化運動，在蘇格蘭有「看到我」（See me）運動。新的急難救助和社區中心紛紛成立，通常都附屬於義工單位。政府基於復原和自立生活的概念制定政策，至少在原則上是有正面意義的。

但在資本主義下，社會變革後的通常現實情況是「進一步，退兩步」。從一九九〇年代初開始，在保守黨和新工黨政府推動下，心理健康政策充斥著諸如「賦權」和「使用者參與」等等進步術語。在各個健康和社會照護領域裡，有很多服務使用者規劃新穎且充滿創意的服務機構，但整體上來看，許多人體驗後，覺得那些只是樣板，都是表面工夫，實際效用不大，權力和操控權仍在國家的手中，也漸漸落入大型私人機構。布蘭菲爾德（Fran Branfield）和貝雷斯科特（Peter Beresford）在二〇〇六年出版的著作裡談到，朗特利基金會（Joseph Rowntree Foundation）訪問參與改革的服務使用者，總結道：

> 近年來，人們越來越重視，在健康與社會照護政策和實務上，要讓服務使用者參與決策。但是，它也越來越受到質疑。服務提供者和研究人員開始質疑，有什麼證據顯示，使用者參與可以改善服務。而服務使用者及其組織也懷疑，參與實際上可以實現什麼目標，發生什麼作用。212

這是在二〇〇八年經濟崩盤和緊縮政策實施之前寫成的。緊縮政策使得許多義工單位的方案預算遭撤走，新形態的心理健康服務在開展階段就斷頭。正如我們在第一章討論到的，當下我們連最基本、最傳統的精神疾病照護也缺乏，更不用說更進步的服務，所以現在提到「使用者參與」，就好像是個爛笑話一樣。例如，在二〇一三年的格拉斯哥，服務使用者就反對關閉「查理里德中心」（Charlie Reid Centre），它是一所咖啡館兼心理健康交流中心，歷史悠久且具重要價值。關閉的原因是，它所提供的服務與當地另一家機構重疊了，也就是格拉斯哥心理健康協會（Glasgow Association for Mental Health）。但是，查理里德中心關閉後，工黨掌握的地區委員會又打算刪減格拉斯哥心理健康協會百分之四十的預算。幸好服務使用者、格拉斯哥協會的工作者、各大工會和「社會工作行動網絡」等組織聯合起來抗爭，才成功地將預算刪除額降至百分之三十，但仍是一筆龐大的損失，得減少或取消許多弱勢族體的服務措施。從那時起，該委員會決定在接下來的三年內刪減一點八億英鎊，導致當地的心理健康和其他服務越來越少。

在英國其他地方，也許多人抗議心理健康服務被刪減。例如，在諾里奇（Norwich）有組織完善的地方運動進行了數年，包括在二〇一六年一月發起了「心理健康遊行」，有數百名當地居民參與。[213] 在二〇一四年的劍橋，一群女性心理健康服務使用者發起了占領行動，進駐當地一間重要的心理健康中心，成功擋下它被關閉的命運。[214] 以格拉斯哥的運動為例，這些倡議行動都展現潛力，除了幫助受預算刪除直接影響的當地人，還可以擴展成範圍更廣、更有群眾基礎的運動。

第五節　心理健康的政治：張力與團結

人們目前面對的心理危機，以及有心理問題的人利益遭到殘酷的打擊，受雇者的工作相關壓力不斷上升，這些嚴厲的處境考驗我們在政治上要如何回應。在服務使用者運動中，某些派別對此的回應為，我們要以奪回「瘋癲」的話語權為基礎，接受這樣的身分政治（political identity），以作為自己的政治認同。例如，在二〇一三年出版的《瘋癲攸關重大》（*Mad Matters*）一書中，編輯們收錄了加拿大運動者和學者的文章，以解釋新興的「瘋癲研究」（Mad Studies）領域：

近年來，「瘋癲」已經湧進了大眾文化的語言之中，也進入世界各地具批判性的運動者和學者的工作內。對於從事反精神病學的人們和組織來說，「瘋癲」為主要訴求是一種明確的政治行動。繼酷兒、黑人和接受肥胖運動（fat activism）等社會運動之後，瘋癲的討論與著作顛覆了壓迫的語言，爭回被貶低了的身分認同，恢復了差異的尊嚴和自豪。215

正如克雷斯韋爾（Mark Cresswell）與斯賓特勒（Helen Spandler）在討論當前心理健康政治的辯論中所指出的，這些作者及那些分享他們觀點的人，主要不是要挑戰精神痛苦所帶來的汙名：

> 相反地，他們認為「心理健康的診斷和治療」是壓迫的**直接**來源，所以社會上才總是會出現「清醒至上主義」（sanism）。216

對於接受此觀點的人，認為清醒至上主義的定義為：

> 有系統地馴服接受心理健康診斷或治療的人……清醒至上主義可能導致各種形式的汙名、歧視和微侵犯（micro-aggression）。217

因此，生物精神醫學被瘋癲研究者指控為清醒至上主義的主要源頭。此外，不只是精神醫學，任何與精神醫學相關的專業，諸如心理學或社會工作，都有這種傾向。尼古拉斯・

羅斯（Nikolas Rose）說，這些領域就是以「psy」為開頭的學科，或是廣大的「心理健康服務」。

貝雷斯福特（Peter Beresford）是服務使用者運動的要角和研究者，他在加拿大出版的《瘋癲攸關重大》文集裡引言指出，瘋癲研究領域包含許多不同的觀點，而沒有單一的正統觀點。事實上，此書許多撰稿人也認為，反對清醒至上主義和新自由主義，這兩種抗爭路線很容易就連結起來。所以我們會容易掉入陷阱，以為服務使用者所經歷的困難，根源全都來自精神醫學界，或者以為解方在於擁有共同的瘋癲身分認同。

首先要澄清的是，不少人會在生命的某個階段經歷一段時間的精神痛苦。正如我們在第一章中所討論的，目前精神痛苦的程度，包括與工作有關的壓力，都處於歷史的最高水平。但是也有一小群人認為，瘋癲這個名詞被一般大眾過度汙名化了，甚至不符合他們本身的焦慮症、憂鬱症或成癮經驗，所以選擇自己詮釋「瘋癲」。也就是說，比起考慮身分差異的優先順序，強調精神痛苦的共同特徵會有更大的政治影響。

其次，大多數經歷心理健康問題的人從未找過精神科醫師，如果他們確實因為精神困擾而要尋求幫助，很可能是找諮商師或家庭醫師。其他默默忍受的人，可能是因為對自己的問題感到羞恥，或是找不到服務資源。因此，很難說問題是源於「精神醫學壓迫」。

第三，如果精神醫學壓迫的起源確實存在於其制度和實踐中，而不是新自由主義與資本主義的運作所造成，那麼就會有一個顯而易見但可能很極端的解方。布魯斯・科恩（Bruce Cohen）在《精神醫學霸權：馬克思主義的精神疾病理論》（*Psychiatric Hegemony: a Marxist Theory of Mental Illness*，作者按：事實上，此書內容更應該歸功於傅柯和標籤理論，而不是馬克思）一書中強調說明：

> 低收入國家的人們儘管面對更大的社會和經濟困難，但與高收入國家的人們比較，卻經歷較少的精神疾病且獲得更多長期復原的機會……也就是說，他們很少或根本沒有機會接觸到受過西式訓練的心理健康專家，否則他們的行為很容易被當成精神疾病的跡象……因此，即使我有一些合作的精神科專業的朋友和同事仍然繼續在各種研究計畫，但在現階段我能提出的建議只有全盤廢除他們的專業，否則我就是一個傻子。這是根據本書研究和理論所作出的邏輯結論。218

「關閉心理健康服務」——右翼政客們可能都很樂意聽到這種呼籲，科恩的觀點若被當真，許多有心理問題的人因此就會更痛苦，畢竟實際上心理健康服務對他們一些人有幫助。病患的家屬（特別是女性）也會更加痛苦，因為照顧責任都留給她們了。

第四，將運動立基於心理健康的身分認同上，等於間接主張，有心理問題的人共享的經歷和興趣，勝過影響他們生活的所有其他因素，包括階級。當然，心理健康問題的汙名影響了**所有**社會階層的人，其他形式的壓迫也是如此，無論發生在哪裡，都應該受到挑戰。我也提過，已故戴安娜王妃的次子哈利王子公開談到，母親突然離世後經歷過心理健康問題，需要敞開心扉去面對精神痛苦。這種坦率當然是值得鼓勵，但正如記者摩爾（Suzanne Moore）的評論：

哈利談及個人問題而受到稱讚，使得心理健康議題能夠去汙名化，這無疑是非常正面的發展。心理問題估計會影響我們四分之一的人，有必要當成常態，但投入資源也要視為常態。心理健康服務正處於非常糟糕的狀況，有需要的人幾乎得不到幫助。許多人像哈利一樣，卻無法取得諮商機會，只能服用抗憂鬱藥和短期的認知行為療法，因為那些被認為是最具成本效益的。在緊急的病例中，處於嚴重崩潰狀態的人，現在被迫要去到遙遠的醫院，因為住處附近的醫院沒有病床。這是真正的危機，在我們日常生活中顯而可見。219

不過，令人安慰的是，更多英國議員準備公開說出他們的心理健康問題，但在大多數情況下，這沒有阻止他們投票支持緊縮政策，心理健康服務於是被終止，政府還實施更嚴厲的移民或庇護法，摧毀了尋求庇護者和難民的心理健康。一旦要取捨，階級和政治考量總是勝過任何一種共同的心理健康身分認同。

最後，下一章也會談到，最近的研究證據顯示，有關精神疾病的反動思想並非不可動搖，是我們可以挑戰的。有鑑於目前的社會精神痛苦指數，建立一個廣泛的運動、不限於小圈圈是非常有用的，這樣就能解除精神痛苦的成因，捍衛現有的服務體系，並提出願景，實現我們需要的那種心理健康服務。最後一章將試圖提出支持這一運動的分析觀點，探討其奮鬥的目標和策略，讓我們去反思，除了爭取「更多更好」的心理健康服務，是否能更進一步，努力讓社會不再需要這種服務。

第六章

奪回掌控權：異化與心理健康

在最後一章，我將探討馬克思對資本主義的分析，特別是他的異化概念如何有助我們理解精神痛苦的原因，以及如何消除。據此，先對比馬克思與佛洛伊德的觀點，或許會有所幫助。

我們在第三章討論過，對於佛洛伊德來說，為了「文明」的利益而壓抑人性最基本需求和驅力，就是許多不快樂、神經症和思覺失調症狀的起源。他是性方面的改革者，認為當時的社會有太多性壓抑，不利於良好的心理健康。但是，他的願景基本上有悲觀色彩。柯林尼可斯概括如下：

佛洛伊德的基本觀點是，人的生物構造對各種社會現象負有直接責任。因此，人際關係或戰場上的侵犯行為，都是死亡本能在向外發展。這並不意味著佛洛伊德是生物學決定論者或社會改革的反對者。但他認為，壓抑是文明存在的必要條件，無論哪種社會形式，都得以極端的不快樂當作文明的代價。220

馬克思與佛洛伊德一樣，思考的出發點是人的生物構造及需求。一些基本需求無論如何都要先滿足，特別是自我保存和繁衍：

> 我們首先應當確定人類生存的第一個前提，也就是人類歷史的第一個前提：為了能夠「創造歷史」，人類必須能夠生活。但是為了生活，首先就需要飲食、住所、衣物以及其他一些東西。因此第一個歷史活動就是製造生活資料（means）去滿足這些需求，即創造物質生活……

因此，先有社會，才有社會意識。伊格頓闡述了馬克思的唯物主義與佛洛伊德思想的相似之處：

物質需求迫使我們生產，這種活動基本上跟意識無關。當然，如果要滿足這些需求，就必須意識到它們。從這個意義上說，思維在物質上是必要的。但它們是在肉體而非在心靈上萌發。阿多諾在《否定的辯證法》（*Negative Dialectics*）裡說：「需求，就是我們開始思考的地方。」佛洛伊德也有類似的觀點，認為小嬰兒處於一種受限制的狀態，自我尚未出現，肉體的各種驅力自行其事。相較於肉體，心靈比較晚形成。而當它確實出現時，會壓抑許多正在形成的力量，將它們推入我們稱作無意識的無屬之處（non-place）。221

馬克思與佛洛伊德一樣，亦是唯物主義者。人類是自然界的一部分，像其他動物一樣，受到食物、飲料、住處、繁衍等基本需求所驅使。但馬克思與佛洛伊德的唯物主義不同之處是，後者認為人的行為大部分都受控於兩個面向，其一是數量不多、比較不會變動的基本生物驅力（自我保存、性慾、死亡驅力），另一方面是生物驅力與社會不可避免的衝突。馬克思的唯物主義是一種深刻**歷史**唯物主義，其中心思想是對人性有特殊的看法。

馬克思拒斥了一般流行的人性論，即認為人性是固定、靜態和不變的，這通常只是反映了當時社會具宰制地位的價值觀，如利己主義、貪婪或侵略。

相反地，馬克思強調，在不同文化和不同歷史時期中，人類行為有巨大差異。所謂的「人性」或「人的本質」，實際上是體現和反映出各個社會裡各自的價值觀和實踐：

人的本質不是每個人本有的抽象存在，而是在它實現後，成為一切社會關係的總和。[222]

但是，若從此得出結論認為，馬克思的思想沒有人性概念，或者它在馬克思的理論框架中沒有扮演主要角色，就是錯誤的。相反地，他區分了其所謂「一般人性」和「隨著不同歷史時代而修整變化的人性」。[223]然而，馬克思對「一般人性」的描述是什麼？是什麼讓我們人類與其他動物不同呢？

馬克思關於人性最早的陳述（實際上就是唯物史觀的說明），可以在一八四五年寫的《德意志意識型態》中找到：

我們可以根據意識、宗教或隨便什麼來區別人和動物。人開始生產自己的生活資料時，這一步是由他們的肉體組織所決定的，人本身就開始把自己和動物區別開來。人們生產自己的生活資料，同時間接地生產著自己的物質生活本身。[224]

對於馬克思來說，有三個明顯的結果來自人類屬性。首先，人類「生產自己的生活資料」，例如，製造用於狩獵的武器、用於耕作的工具、用於攜帶食物的器皿、火的使用、發明輪子等，人類以其他動物所無法生活的方式改變了世界。正如馬克思在《共產黨宣言》中所承認的，隨著資本主義的發展，這種轉變的速度和規模都達到極致的水準。

第二，這種轉變不只涉及技術改變，還包括在社會中的社會關係變化。對這些變化，馬克思以及其後恩格斯更加充分地探討，認為最終將導致社會發展成，一小部分人控制了其餘的階級，剝削和壓迫在社會中創造了財富、人數更多的群體，也就是奴隸、農奴或無產階級，但這過程並不是自然而然，或是不可避免。換句話說，人類創造的世界開始反過來形塑和支配他們自己的生活，這個過程在我們時代已達到最關鍵與最危機的時期——人類世（Anthropocene），人為的氣候變化威脅著地球上存在的生命。[225]

第三，馬克思發現，我們特有的人性對理解心理健康尤其相關。我們有目的地在世上行動，也改變了自己，發現了新的潛力，創造了新的需求。正如伊格頓所說：

在馬克思早期的著作中，談到了他所謂的「類存在」（species being），這實際上是唯物論版的人性論。由於本質上是血肉之軀，所以我們這種動物需要勞動、社交、表現性慾、溝通和自我表達，且需要彼此才能生存。但是除了這些社會性的實際功用，我們也藉這種交誼而自我實現……因為，我們是一種需要勞動、渴求和語言表達的生物，且同時能自我轉化。換句話說，改變與人性不衝突，而是實現可能性，正因為我們是具有創造力、擁有無限可能、未完成的生命。226

馬克思早期屬於黑格爾派，但他對於人性的看法，並不是當年某些青春、浪漫思想的殘餘。大約三十年之後，他在《資本論》中討論勞動過程：

首先，勞動是人和自然之間的過程，是人以自身的活動來引起、調整和控制人和自然之間的物質變換過程……他透過這種活動影響他身外的自然環境，改變自然，也就同時改變他自身的自然狀態。他使本性中沉睡的潛力發揮出來，並且使這些力量在自己的控制下活動。在這裡，我們不談保留在動物層次、最初的本能勞動形式。時代隔了這麼久，事物的狀態早已改變，現在，工人出現在商品市場上，販賣他自己的勞動力，與當年尚未脫離最初的本能勞動形式的處境大不相同。我們所預設的勞動形式是專屬於人類特質的。[227]

因此，馬克思所認為的勞動性質，正如里斯（John Rees）所說，「是人類所有屬性中最基本的東西，即有意識地掌控自己勞動的能力」，而使我們成為人。[228]這種無限可能性、發展潛力，就是我們的「本質」。馬克思也強調：「自由確實是人的本質，就算有人反對實現自由，這個舉動也是在實現自由。」[229]但重新構述黑格爾的異化概念時，他表明，受到資本主義經濟體系剝奪得最徹底的，正是這種屬性和潛力。里斯評論道：

矛盾之處是，當社會發展出夠強大的生產引擎，能解決資本社會裡的窮困、疾病和早亡等困境，社會財富多到足以供給所有人，人類掌控社會的能力也被這種產生財富的超大結構給廢掉了。[230]

那麼，缺乏對我們心理健康的掌控力會產生什麼後果呢？回答這個問題前，我們需要更仔細地研究馬克思的異化理論。

第一節　異化與精神痛苦

對於馬克思來說，資本主義這個體系的特色就是有兩道鴻溝。第一道鴻溝是，少部分人擁有生產資料，成為統治階級，但大部分人為了生活只能靠出賣勞動力、工作技能，成為工人階級。

第二道鴻溝則是，不同的資本單位互相競爭，生存和成長就取決於有多少能力可以從剝削勞動力中獲利。在馬克思看來，這不是「好」雇主或「壞」雇主的問題。他認為，以資本主義的邏輯來看，資本家（以及代表他們的政府）為了在市場上有效競爭而必須做這些事，不管是刪減工資、增加工作日或是砍掉福利預算。這在目前的時期尤其明顯，二〇〇八年經濟大崩盤後，經濟復甦緩慢無力。哈曼評論道：

如何定義資本，當中不只有剝削（發生在許多前資本主義社會中），還有自我擴張的必

> 要驅力。生產和交換的動機會增加資本公司手中的價值……因此，資本主義不只是一個商品生產體系，也是一個積累競爭的體系。這限制了工人和資本家的行動……資本家無法不選擇剝削他們的工人，至少不能比其他資本家剝削更少——除非他們想破產。無論人的感受如何，他們都受制於這個不顧後果的追求方式與資本體系。[231]

因此，不管有人聲稱要管理資本社會、還是要在當中創造財富，資本主義都是一個不受控制的體系。但是，資本主義體系對被剝削階級所產生的影響，要比那些操作它的人更為嚴重。奧爾曼（Bertell Ollman）認為：

> 異化是知識上的概念，馬克思用它展示資本主義對人類的身體、精神狀態以及社會參與過程的破壞性影響。[232]

我們在上文討論了異化的特徵之一，即資本主義剝奪了人類特有的一種能力，使我們無法有意識地勞動。馬克思發現異化的另外三個層面。[233]

首先，在資本主義體系下，工人無法掌控生產**什麼**，也就是他的勞動產品。這些屬於雇主，並由雇主處理。在前資本主義的社會裡，人們利用他們的創造力來生產他們將要消費、交換或出售的商品。相較之下，在資本主義體系中，許多工人往往無法購買自己所生產的商品，無論是名牌牛仔褲、個人電腦或是新車子。

第二，勞動過程本身使生產者喪失了掌控權。正如上文討論的，馬克思認為工作不是狹義的有償勞動，而是具創造性的、有意識的活動。然而，在資本主義體系下，這些活動的目的和最終產品由他人決定，工作過程也是如此。這意味著，除了履行職責外，通常工作沒有帶來什麼成就感。用馬克思的話說：

勞動對工人說來是外在的東西，也就是說，不屬於他的本質的東西；因此，他在自己的勞動中不是肯定自己，而是否定自己，不是感到幸福，而是感到不幸，不是自由地發揮體力和智力，而是使自己的肉體受折磨、精神遭摧殘。因此，工人只有在勞動之外才感到自在，而在勞動中則感到不自在，他在不勞動時覺得舒暢，而在勞動時就覺得不舒暢。因此，他的勞動不是自願的勞動，而是被迫的強制勞動。因而，它不是滿足勞動需求，而只是一種手段，滿足勞動需求以外的需求。勞動的異化性質明顯地表現在，只要沒人強迫身體或其他方面的勞動，人們就會像逃避鼠疫那樣逃避工作。234

這個描述完全符合現代人對工作的共同體驗。在工廠、辦公室、電話客服中心、快餐店、學校、醫院、社會工作部門、甚至是大學，實際進行勞動的人會發現他們的「自由」受到了限制，管理制度嚴格，掌控無所不在。

馬克思討論異化的第三個層面，就是人類彼此之間的異化。最明顯的是異化關係是，擁有或控制生產資料的人與被他們剝削的人。受到資本主義的驅動，資本家與資本家競爭，另一方面，資本家與工人也在競爭，不會為人類團結或集體利益留有任何空間。正如奧爾曼所說，異化也會影響工人之間的關係：

因此，競爭可被視為產生階級的活動。在整個社會中，在無止盡的戰鬥中，人人彼此算計，看誰可以最大限度地利用對方。「相互剝削」是規則。其他人只是利用工具，他們的願望和感受從未被考慮過，也不用理會他們被淘汰的痛苦。以德報怨的下場一定很悲慘。在這種情況下，善良的人只會成為絕對的輸家，除非是做善事，否則不用為他人做什麼。[235]

資本主義的本質是分化工人。工人的勞動力成為勞動市場上出賣的商品。在這裡，他們為了工作和稀有資源而相互競爭，並創造了物質條件，使社會分化更加嚴重，包括種族主義、性別歧視和恐同傾向，在在撕裂了現代生活。同樣重要的是，工人無法掌控生產，對他們心理健康有深遠的影響，這一點馬克思也非常關注。

因此，例如由馬莫特（Michael Marmot）及其同事多年來對公務員進行的白廳研究（Whitehall studies，譯注：英國的重要行政機關都在白廳路）發現，公務員的職級與死亡率之間具有因果關係：職級越低，死亡率越高。最低職級男性（例如送信員和門房）的死亡率是最高職級男性（管理者）的三倍。威金森和皮凱特在《收入不平等》（*The Spirit Level*）一書裡特別強調：

> 白廳研究人員多年來研究各項差別因素，當中最主要的應該是工作壓力和掌控感。[236]

他們接著指出，這裡的核心問題是不平等和社會地位低落，以及隨之而來的自卑感。他們的書已明白表示，不平等確實是個重要問題。然而，導致這些心理健康問題的，不僅僅是不平等或社會地位低落。相反地，正如斯溫（Dan Swain）所說：

> 要找出這些問題的根源，就要觀察我們的社會和工作生活如何組成，首先最要緊的關鍵就是缺乏掌控。不只是最富有和最貧窮的人之間的差距，老闆與工人之間的鴻溝也影響了我們的健康和福祉。對工作掌控得最少的人，也可能是薪酬最低的，反之亦然。不平等可能是階級地位和異化的指標，但不是根本原因。237

在資本主義之下，我們喪失掌控是從職場開始，它形塑了我們生活的各個方面，無論是經濟、政治、社會或是情感。克萊德班克（Clydebank）有個歷史悠久的上克萊德造船廠（Upper Clyde Shipbuilders），英國共產黨員里德（Jimmy Reid）是當時「工人接管、反對關廠」運動的領導者。他於一九七二年在格拉斯哥大學的校長致辭（Rectorial Address）中談到：

用異化來描述當今英國的主要社會問題，是精準且十分貼切的用語……我先定義我所謂的異化概念是什麼意思。人們感受到無法掌控、盲目的經濟力量而吶喊，一般人被排除在決策過程之外產生的挫敗感，自認不能掌握或決定自己命運的人們，絕望和無望的感覺瀰漫在他們身上。這些都是異化的感覺。238

在資本主義底下，異化否定了人們形塑自己生活的能力，挫敗感和絕望感油然而生，滋生了暴力和侵犯行為，損害了社會安定。例如，在一九九〇年代中，英國幾個城市爆發騷亂，記者尼克·戴維斯（Nick Davies）採訪了數十名參與其中的年輕人。他在自己著作《暗黑之心》（*Dark Heart*）談到，他發現：

他們不僅物質匱乏，而且還極度缺乏改善的機會。這裡許多人永遠無法逃出困境，他們知道這是生活的現實。他們感到極度絕望，只好在挑釁和犯罪中偶爾發洩。239

除了無力感之外，他們的創造力亦被剝奪了，而那馬克思認為那正是人的特性：

他們都有自己的願望，大多數都很實際。他們想上學，找份工作，或者只是整天想有點事可做。但在現實生活中，正如他們常講的，只有兩件事可做——偷竊和偷車。他們想要更多的事情，但他們的生活拒絕讓他們擁有。所以他們變得沮喪、絕望和極度憤怒，以激烈的暴力行為挑戰法律。240

異化概念也幫助我們瞭解精神痛苦的重要性。第一，正如上述白廳研究顯示，無力感的經驗本身就會直接導致身體和精神問題，包括憂鬱症和焦慮症。換句話說，無力感會讓你生病。在第一章提到，自一九八〇年代以來，因罷工而「失去」的工作日數越少，後來相關的工作壓力就會大幅上升，這種壓力現在占所有因病缺勤的一半比例。如果工人缺乏信心或組織來集體地表達他們的不滿，那就會把沮喪和憤怒轉向自己、當成個人問題。換句話說，在社會中，階級鬥爭的程度與心理健康問題的程度有強烈關聯。

第二，喪失掌控是多種精神痛苦的共同特徵。根據社會精神醫學家伯恩斯（Tom Burns）的說法：

在精神醫學對精神痛苦的核心觀念裡，明確判定，患者某種程度上已變得「不同」，並且不受他們自己的控制……精神痛苦包括產生變化感，與正常自我「異化」，且對此變化感喪失掌控的感覺。241

因此，被診斷患有思覺失調症的人，會經常被自己聽到的聲音所支配。有憂鬱症、焦慮症的人，受到強烈、可怕或痛苦的感覺所折磨，與現實環境格格不入。罹患飲食失調或恐懼症的人，食物或恐懼形塑了他們生活的各個面向。在每一種情況下，當事人都覺得喪失自由或掌控，體驗到異己的感覺或聲音，但實際上那些聲音感覺都是來自於受苦的當事人。

第三，有心理健康問題的人與負責照護他們的人，兩者關係特色在於，一方有極度的無力感，另一方得實施一定程度的身心控制，無論是哪個成人社會照護或醫療領域，在法律和意識型態都允許這種控制。蘇格蘭的服務使用者指出，這種模式會導致當事人被奪去權力與能力：

這就是服務使用者運動組織起來要反對的模式。它是造成精神疾病的原因。個人失去了價值，被剝奪了自主能力，導致心理健康問題更嚴重。在這種模式下，患者被輕視，當成沒有個人意志的嬰孩看待。242

第二節　怎麼辦？

我們對精神痛苦根源的理解，將形塑我們的看法，以決定目前需要爭取什麼類型的心理健康服務，並展望一個新世界，當中情感和心理痛苦比現在少得多。若要理解精神痛苦的根源的理解，金德曼（Peter Kinderman）認為：

依據心理—社會模式所規劃的服務體系，將提供非常激進的替代方案。我們不會將心理健康的照護領域視為醫學的專科分支，而是與社會照護聯繫起來，使這種支持結合我們醫界同仁的專業介入，成為社會服務的基本部分。在這樣的世界中，人們會運用社會心理模式解釋問題，不需再依靠心理障礙的疾病模式。243

金德曼表示，此模式的關鍵要素中包括一個前提，即視精神痛苦的主要起源是社會性的。換言之，這就是精神痛苦的社會模式。心理健康服務便會基於人們自己對問題的描述，而不是精神病學的診斷；從實際的角度看，藥物的使用將大大減少；提供更契合個人需求的服務，更少使用強制手段。

自一九七〇年代心理健康服務使用者運動展開以來，金德曼的提案大部分都契合運動人士的主張。尤其關鍵的因素是，讓我們有更多的掌控權，去選擇社會能提供的服務類型以及想要的生活方式。許多有心理問題的人在生活中都被否定過自決能力，所以當然會想要有更多掌控權。身障者運動的範圍更廣，他們的要求和口號「我們沒參與的決定，就與我們無關」，同樣適用於心理健康服務使用者運動。

然而，這種進步願景也需要放入具體的政治脈絡去理解。過去三十年來，新自由主義意識型態的一個特徵，就是它有能力挪用進步的思想和語言（諸如選擇、掌控和賦權增能），用於不太進步的目的。英國的身障作家兼社會運動者莫里斯（Jenny Morris）談到英國身障者運動的經驗，強調了可能出現的危險：

在過去，能夠成功地在主流政治議程中找到機會，主要例子就是直接支付（Direct Payments）運動。保守黨政府於一九九六年通過相關法案，結果反而契合了另一項政策，助長了服務私有化和打擊公營部門工會。雖然身障團體不支持這項政策，但我們確實用了與個人主義相契合的語言（「直接支付」），而這種政治框架也變得越來越具主導性。我們強調身障人士的自主和自決權利，而這亦呼應了保守黨政府的政策走向。我們要求人們關注，缺乏選擇和掌控可能損害人權，這又恰好吻合新工黨的議題走向。我擔心的是，在參與主流的政治議程時，我們就無法繼續關注福利國家的更多基本議題，無意中導致集體義務和重分配不斷被破壞。從我的角度來看，這是十分重要的。因為我不相信以小政府和私營提供者的市場作為替代方案，能夠為身障人士在二十一世紀提供理想的生活機會和品質。244

目前在英國心理健康政策中最具影響力的概念是復原（recovery），但這也有相同的危險。就其本身而言，復原概念是一個進步的概念，首先出現在服務使用者的經驗中。蘇格蘭復原網絡（Scottish Recovery Network）提供了一個定義：

在沒有症狀的情況下，復原就是過著有意義和滿意的生活，內容隨個人定義。它是關於掌控和參與你自己的生活。每個人的復原，如他的心理健康問題或疾病經驗，都是獨特而深刻的個人歷程。245

美國心理健康運動者迪根（Patricia Deegan），是最早推廣這一概念的人之一，對她來說：

> 復原的概念與康復（rehabilitation）不同，因為前者強調人們對自己的生活負有義務，我們可以挺身為自己的身心障礙和痛苦的原因發聲。我們不一定是被動的受害者，不需要受「折磨」。我們可以成為自己復原過程中負責任的能動者。246

透過復原概念，專家強調，不管是否要用藥，人都要從精神痛苦中找到自己康復的方式，拒絕通常與生物醫學模式相關的悲觀和絕望。這種觀念往往激勵人心，且有實際效用。然而與此同時，它亦可以契合新自由主義所形塑的「自立」觀點，包括個人義務，以及撤銷有妥當資金的支持和服務。在英國，接踵上臺的右翼政府強制執行緊縮政策，無論是義工單位還是國民醫療服務體系的心理健康服務，都會被刪除資源。這是一個危險的訊號。運動組織「另類復原」（Recovery in the Bin）提出《二十條復原原則》（*Twenty Principles of Recovery*）：

> 我們認為，「復原」的概念已被心理健康服務、專員和政策制定者霸占及利用了。我們認為，這種形式的「復原模式」不斷發展，是新自由主義的症狀之一，資本主義正是危機的根源！由於諸如差劣的居住條件、貧困、汙名化、種族主義、性別歧視、不合理的工作要求以及無數其他障礙等環境的影響，許多人在這些不能忍受的社會和經濟條件下生活，永遠無法「復原」。[247]

同樣地，蘇格蘭的「自立生活運動」（Independent Living Movement）對自立生活作出的定義為，自立取決於社會支持的實施：

自立生活意味著，所有身心障礙人士在家、工作或社區裡，都享有與其他公民相同的自由、選擇、尊嚴和掌控。它不一定意味著獨自生活或自己照料自己，而是有權利獲得實際的幫助和支持，以參與社會和過上一般人的生活。248

在實踐中，這表示我們需要努力保護原本擁有的心理健康服務，包括保留緊急精神疾病的床位，以便人們遇到危急情況時毋須長途跋涉才能找到一張病床。同時，服務使用者還要爭取減少用藥，他們已經奮鬥了四十年，偶爾也達成目標。

作家兼歷史學家泰勒在自傳裡談到，她在一九八〇年代後期住進倫敦的費尼恩巴尼特醫院。這個地方像許多以前的精神病院一樣，長期是封閉式的，現在改建成豪華公寓住宅。她在自傳結尾提出，假若她今天才精神崩潰，將會經歷到不同的問題：

我在一九八〇年代當時進入的心理健康醫療體系，雖然有嚴重的缺陷，但至少它承認患者的需求——持續照護在精神病院裡某些不能自立的人。而當前的體系，表面是高舉個人主義，實質是對人民痛苦的嘲弄。精神病院年代的故事，當然並不快樂。如果精神病院制度終結，同時意味著有效的和人道的心理健康照顧也壽終正寢，這將不只是一個故事的糟糕結局，還是一場悲劇。[249]

第三節　結論：奪回掌控權

二〇一七年六月，根據《衛報》的一篇報導，英格蘭於二〇一六年開立了六千四百七十萬箋的抗憂鬱劑處方，比起十年前開立的三千一百萬箋處方，驚人地增加了百分之一百零八點五，創了歷史新高。此前不到兩週，根據同一家報紙的報導，英國數萬名年輕人包括年僅六歲的兒童，都被醫師開立了抗憂鬱劑處方。正如記者的評論：「痛苦似乎正以驚人的速度攀升。」

這方面，值得重溫在第一章所引述的經典研究。喬治．布朗和蒂里爾．哈里斯在一九七八年研究女性憂鬱症後得出結論：

> 雖然我們認為憂傷、不快樂和悲痛在所有社會中都是不可避免的，但我們不認為臨床憂

鬱症是真實的。

換句話說，總結本書的中心訊息就是，從這個標準來看，沒有任何情感痛苦是「先天的」，即沒有證據證明它是大腦患病或基因缺陷的產物。但是，反而有相當多證據證明，情感痛苦是由於極端的不平等所致，處於底層的人自然就覺得自己是因為無用而失敗——可惡的川普還叫他們「失敗者」。

結果可想而知，由於個人主義意識型態作祟，許多人堅持「沒有社會這樣的東西」，同時大肆刪減公共服務，壓縮了社會空間，造成孤獨和社會孤立蔓延，繼而助長了憂鬱症和焦慮症。這是不斷提高生產率和盈利的必然結果，中國大陸富士康工廠的年輕工人因而自殺，他們在西方的工人兄弟姊妹也在苛刻的勞動條件下掙扎求存，被工作壓力弄到一窩蜂地去看家庭醫師。這種對工人的剝削，正是馬克思在《資本論》中忿忿不平地所譏諷的資本主義：

個人受教育的時間，發展智力的時間，履行社會功能的時間，進行社交活動的時間，自由運用體力和智力的時間，以至於星期日的休息時間（即使是在信守安息日的國家裡）——

這全都是廢話……資本主義是不管勞動力的壽命長短。它唯一關心的是在一個工作日內最大限度地使用勞動力。它靠縮短勞動力的壽命來達到這一目的，正像貪得無厭的農場主靠掠奪土壤肥力來提高收獲量一樣。250

但從上述令人憂慮的現況，卻能看到另一面令人關注的轉變。部分原因為，罹患心理健康問題的人，不再被關在遠離人煙的精神病院。心理健康問題現在非常普遍，近年來，心理健康服務使用者、工會成員和運動組織進行許多抗爭，除了反對精神疾病汙名化，也要求有更好的心理健康服務，使得人們對心理健康問題的態度有了巨大的轉變。

自一九九四年以來，英國有關單位持續大規模調查人們對精神疾病的態度，稱為「是時候改變」（The Time to Change）計畫。根據《民眾對精神疾病態度：二〇一三年》（*Attitudes to Mental Illness 2013*）報告，發現人們對精神疾病的態度相較二〇〇八年更趨正面。從以下的調查結果可見，對精神疾病持負面態度的比例有所下降：

——「任何有精神病史的人，都應該被排除在公職之外」，從二〇〇八年的百分之二十一下降至二〇一二年的百分之十三，而相較二〇一二年，二〇一三年為百分之十八，結果也有顯著差異。

——「有精神問題的患者住在一般住宅區是非常可怕的」，從二〇〇八年的百分之十六下降至二〇一三年的百分之十，而相較二〇一二年，二〇一三年為百分之十三，結果也有顯著差異。

——「我不想住在一個罹患精神疾病的人隔壁」，從二〇〇八年的百分之十二下降至二〇一三年的百分之八。

——「罹患精神疾病的人是社會的負擔」，從二〇〇八年的百分之七下降至二〇一二年的百分之五，而相較二〇一二年，二〇一三年為百分之七，結果也有顯著差異。

——「在住宅範圍設置心理健康設施會降低住宅區的品質」，從二〇〇八年的百之二十下降至二〇一三年的百分之十六。

該報告的作者還發現，自二〇〇八年以來，人們對精神疾病的理解和包容有所提高，但由於二〇〇八年的包容度已經相當高，因此二〇一三年的增加幅度便不多。在統計上，明顯有越來越多的人同意以下的陳述：

——「我們需要對社會裡的精神疾病患者採取更加包容的態度」，從二〇〇八年的百分之八十三上升至二〇一三年的百分之八十九。

——「應盡可能透過以社區為本的設施提供心理健康服務」，從二〇〇八年的百分之七十二上升至二〇一三年的百分之七十七。

——「罹患精神疾病的人一直以來都是被嘲笑對象」，從二〇〇八年的百分之七十五上升至二〇一三年的百分之七十九。

——「我們有義務為精神疾病患者提供最好的照護」，從二〇〇八年的百分之八十九上升至百分之九十三，並且；

——「實際上，任何人都可能罹患精神疾病」，從二〇〇八年的百分之八十九上升至二〇一三年的百分之九十二。

該報告的整體調查發現：

統計「社區對精神疾病的態度」（community attitudes to mental illness）的各種陳述，總結分析後，證實自二〇〇八年以來，對精神疾病的整體態度變得更為正面，而且自二〇一二年以來有顯著的增加。[251]

這種高度的理解和支持提供了堅實的基礎，讓我們得以捍衛心理健康服務，並與經歷心理健康問題的患者團結起來。事實上，近年來最顯著的正面發展，正是由心理健康服務使用者組織、公營部門工會（如「公共服務工會聯盟」〔UNISON，The Public Service Union〕和「公共與商業服務工會」〔PCS，Public and Commercial Services Union〕、運動團體諸如「社會工作行動網絡」以及「心理學家反緊縮」（Psychologists against Austerity）所採取的重要聯合行動，以挑戰保守黨和自由民主黨聯合政府的緊縮政策。

然而，相較其他因素，有個因素更有助真正改善英國及其他地方大多數人的心理健康。英國社會學家科林．巴克（Colin Barker）和妻子卡拉．韋伯（Kara Weber）研究了一九八〇年代初波蘭團結工會的興起。他們引述的一份新聞報導提到，隨著工人運動的信心和組織力的提升，政權的支持者越來越害怕失去權力，精神病院的患者離開準備去參與工人鬥爭，而騰空出來的床位，開始由舊的共產黨官僚填補。252 這個故事可能是傳聞，真實性很可疑，但它突出了一點，就是當工人階級一旦瞭解到他們的集體力量，就可以對自己的健康產生非常正面的影響。同樣地，辛克（Jack Shenker）研究二〇一一年的埃及革命後，寫道：

能動者獲得一種新的感覺，於是能以從未知道的方式形塑周遭事物——這使我得出革命的定義：不是在某段時間發生的事，也不是翻轉規定和高層人物大洗牌，而是一種心態。感覺到一切已經不再一樣了。253

當然，從那時起，埃及就發生了反革命，而在英國和其他歐洲國家，階級鬥爭仍然處於低潮，規模不大。但是，有跡象顯示，情勢可能已經開始改變。現在仍處於早期階段，但在二〇一六和二〇一七年期間，英國的柯賓（Jeremy Corbyn）、美國的伯尼．桑德斯（Bernie Sanders）和法國的梅蘭雄（Jean-Luc Melenchon）所提出的左翼政策廣受支持，選票反映出人們對於一個不同世界的嚮往。這種現象可解讀為，在未來數月或數年裡，人們將進行大規模的抗爭，從而再次獲得掌握自己力量的感覺，我們集體心理健康的前景便可能比現時更為看好。

在這種情況下，要改善我們自己和身邊人們的心理健康，首要工作就是參與集體抗爭，以獲得更多更好的心理健康服務，「從個人額頭上皺紋返回罷工糾察線」，為了不再需要此類服務的世界而奮鬥。

附錄

附錄一

訪談：馬克思主義與精神痛苦

（Interview: Marxism and Mental Distress）

宋治德　譯

譯注：本文原載於《社會主義評論》（*Socialist Review*）二〇一七年十一月號第四百二十九期。弗格森在訪談中著重提到的連恩是蘇格蘭精神病學家。他在一九六〇年發表《分裂的自我：對健全與瘋狂的生存論研究》（*The Divided Self: An Existential Study in Sanity and Madness*，林和生譯，1994，貴州人民出版社）一書，引起廣泛關注。他分析思覺失調症而形成自己的學說，認為人對自己存在的不安全而促成防禦反應，在反應中自我分裂成幾個分離組分，引起一些精神病症狀。他反對當時對精神病症的常用療法，如住院治療、腦白質切除術、電痙攣療法等。甚至反對精神疾病的概念，而把它看作是由家庭關係和社會引起的，認為要從根本上重新設想精神病醫師的作用。

作者伊恩・弗格森（以下回答部份簡稱弗）在《社會主義評論》談到他的新書《精神疾病製造商：資本社會如何剝奪你的快樂》。

問：憂鬱症和焦慮症令人們感到像是現時的流行病，討論的熱度越來越高，而且經常與失業問題合起來談。為什麼心理健康的相關議題近期會湧現出來？

弗：我認為唯一最重要的原因是，人們精神痛苦的程度全面大幅上升，最明顯原因應該是失業、工作能力評估和無論如何得回去工作、不能再依靠福利救濟的壓力。

所以，不只是在英國，在其他國家例如希臘，我們看到憂鬱症和焦慮症大大增加，還有自殺也是。其他的群體也受到影響，例如高度焦慮和憂鬱的年輕人越來越多，尤其是年輕女性，這可能與在社群媒體上的比較心態有部分關係。但在勞工當中，包括窮人、低收入工人，患上焦慮症和憂鬱症的人數同樣在增加，有的人負債、有的人工作不穩定。

這是相當普遍的。我在本書提出，關鍵因素在於新自由主義社會的生活壓力，不論是勞動強度增加、負債或懲罰性地停止失業救助（benefit sanction，編注：失業者不參與工作面試或就業輔導，救助金就會停止）。

問：你為什麼現在寫這本書？

弗：寫這本書的主要原因，是要挑戰一種醫學模式，在此觀念下，無論是被標籤為憂鬱症、焦慮症、思覺失調症或其他哪種精神疾病，這些精神痛苦與人們生活中發生、社會中發生的事情無關。在此特定模式下，精神痛苦都被當成個人問題。

本書的出發點是要挑戰上述觀點，並且說明，目前社會的精神痛苦程度升高，最有關係的因素是資本主義對人們生活造成的壓力。

另外兩個因素也很重要。一個是最近的知識辯論，各方對心理健康和精神痛苦的理解不同，這些討論出現在倫敦的「馬克思主義節」（Marxism Festival）和《社會主義評論》。辯論的主題涵蓋佛洛伊德、神經科學等等。我嘗試處理其中一些問題。

第二個因素令心理健康議題在近年浮上檯面，那是「障礙人士反刪除預算」（Disabled People Against Cuts）組織的成果。在社會危機下也有正面發展，許多經常飽受精神痛苦或有類似問題的人挺身團結起來，去挑戰產生這類問題的種種因素。

問：你所描述的醫學模式為什麼會成為主導性的？它存在了多久？

弗：這個模式主導時間超過一百五十年。首要受意識型態所影響，它將精神痛苦的原因侷限於個人內在，以非常省事的方式解釋問題。也就是說，問題出在我們的大腦或道德缺失。毫不奇怪，它製造汙名，令到正飽受精神痛苦的人們覺得某程度上他們失敗了，或被標籤為失敗。

其次，還有一個主要因素是這個想法：有一種疾病，便有一種治療劑，藥丸或其他藥物可以解決問題。不令人意外的是，儘管有很多證據證明治療劑沒有真正發揮作用，但製藥業仍是全球第二獲利最多的產業。

問：在資本主義興起之前，在這種醫學模式下，人們如何談論精神痛苦？

弗：當時主導的解釋模式來自於宗教。精神痛苦被認為是受到上帝懲罰或魔鬼附身。但除了宗教模式的解釋外，同時還有一種唯物觀點的解釋，也就是從人的身體內部尋找原因。

例如有一些學說是從體液解釋病因，認為精神受損乃身體內部的液體失去平衡所致。這個模式一直到十九世紀都還具有影響力。我在書中提到，電影《瘋狂喬治王》精確呈現了此療法。

但是，我在書中有強調，尤其在大規模的社會變革時期，如從封建主義到資本主義、或者在法國大革命時期，可以看到更為進步的解釋湧現，人們開始從生活事件來尋找造成精神壓力的原因。

問：你如何扼要地以馬克思主義方法來處理這個複雜的問題？

弗：馬克思主義方法有三個元素。首先是以唯物主義來解釋問題。我們所生活的社會，不是建立於首先滿足人類生理或情緒需求，而是由積累資產的需求所推動。這意味著人類的需求，無論是情緒、性還是其他方面都被壓抑、扭曲或異化。從這個出發點才能真正理解心理健康。

第二個是歷史性的解釋，藉此我們便能理解，為何一些心理健康觀念在某些年代會有主導性，並掌控人們的生活，特別是個人生平的細節。

有人評論說，我們真正應該要問的問題不是「你好嗎」而是「你怎麼了」。換句話說，人們生活中的事件，尤其是早年的生活，形成他們體驗這個世界的方式（雖然那不是單一的因素）。

第三個是辯證方法。這裡有兩個面向，在個人層面上，思覺失調症患者最常見的症狀之一便是對於幻聽到的聲音作出反應，包括害怕、嘗試回應等等。這些反應方式往往被當成他們自身的症狀。

所以，人們首先要主動尋求理解自身的情緒和感受，也要嘗試處理它們。本書的主要論點是：我們集體的心理健康取決於階級鬥爭的程度。

如果人們沒有集體抵抗，就更會將感受到的痛苦和壓力融入內心。有相當多的證據表明，集體抵抗和反擊現行體制，就有助於促成心理健康。

問：談談書中提到這句話「從罷工糾察線到額頭上的皺紋」。

弗：是的，這段話說得極好，它從許多方面總結了我們現在的處境。要改善我們的心理健康，我們能做的最重要行動就是集體反擊。這與我書中談到的全面異化問題有關，因為許多精神痛苦都涉及到無力感。當人們感覺、理解自己才是主動者且力量來自內在，就能對心理健康產生非常正面的效果。

問：我認為，這個方法完全有別於去看精神科醫生。否則他們就算沒有服藥，也會被送進國民醫療體系接受治療，大概是接受「認知行為療法」這類的療法，以幫助他們改變對事物的反應。但後者大多是在個人層面上解決問題。

弗：絕對是的，這個療法要是有幫助就好了，但認知行為療法基本上是改變看待世界的方式，而不是改變世界。另一方面，新自由主義意識型態的特徵是，它能夠吸納原本進步的概念，並加以改造，好為自己的目的服務。例如目前在心理健康領域最具有影響力的「復原」概念。它的積極意義在於，人們不要一輩子都活在心裡不健康之中；但它的消極面在於，把「好起來」的義務都放在個人身上。

問：在書中，你一再扼要地談到對主流醫學模式的重大挑戰，但也探討這些挑戰如何推進醫學發展。我們都知道，佛洛伊德是精神分析領域的大人物，你談到他方法上的革新和長處，但也提出批判。

弗：佛洛伊德本身不是一個革命者，但在他思想裡有非常激進的元素。他認為，社會對人的壓抑和扭曲，不只在性慾，還包括其他的基本需求，於是產生了他所謂的神經官能症。

從精神分析的傳統來看，大部分觀念都非常保守，傾向把精神痛苦當成個人問題。但我在書中據理說明，事實上，馬克思主義圈子一直試圖從佛洛伊德的思想中心探索激進的元素。

問：當時一些著名馬克思主義者也與佛洛伊德思想有關？

弗：是的，尤其是在革命時期，如一九二〇年代初的俄國。在研究寫作本書時，我最著迷的事情之一，便是發現在那個年代的俄國，精神分析的地位幾乎得到官方認可。佛洛伊德的書籍是由蘇維埃政府的出版社發行的。他得到了托洛茨基、拉狄克、維果茨基（Lev Vygotsky）等人的關鍵支持。

在同一時期的德國，許多參與精神分析的人，包括許多女性精神分析學者，都被佛洛伊德思想所吸引，認為當中潛藏許多激進元素。但精神分析在一九三〇、一九四〇年代輸入美國後有了轉變，離激進思想越來越遠，反而成為官方的意識型態。

問：另一個你談論的偉大時期是一九六〇年代。我們再一次看到大規模的動盪和政治鬥爭時期。與這個時期相關的人物為連恩。他最近變得更受歡迎，二〇一七有一部關於他的電影上映，由坦納特飾演他。連恩的貢獻是什麼？

弗：我認為連恩是一個非常有趣、矛盾的人物。他最初的貢獻是挑戰當時正在使用的、更為野蠻的精神疾病療法，例如腦白質切除術（切開腦部）、常見的電痙攣療法等等。

我認為連恩是被壓迫者的權利保衛者，因為他強調，我們需要聆聽那些被標籤為精神疾病患者的心聲，諸如思覺失調症。他們的行為和反應不僅僅是生理的化學反應，而且實際與他們的生活經歷有關。

連恩那時受盡批評，因為他指責家庭和父母造成思覺失調症。我認為這有點不公平，但他在這個問題上有點模稜兩可。

他非常投入這個時期的新左派運動，一九六〇年代末也在倫敦組織了一個大型的會議。遺憾的是，他在一九七〇年代之後，在知識上的貢獻大大減弱了，個人酗酒問題越來越嚴重。

但連恩在六〇年代提出的中心思想還是很重要。他認為精神痛苦有其含義，而發掘的方式便是聆聽精神痛苦病患者的心聲。現時大量的實證研究也證實了連恩的觀點。人們的生活經歷包括受虐的經歷，都與精神痛苦有很強的關聯。

問：在本書的最後部分，你談到過去幾年出現的心理健康新運動，尤其涉及心理健康服務使用者和像你一樣參與激進社會工作的從業人員和學者。新運動有多少受過去運動所形塑？其方法有多少是新的？

弗：我們正處於一個非常有趣的時期，事實上，這些新運動出發點在於，更多患有心理健康問題的人將不會住在醫院，而是在「在社區裡」得到不同程度的支持。

人們之所以現在「在社區裡」，實際原因之一，是因為他們比起在精神病院更容易被組織起來。由於心理健康問題如此普遍，許多人也在挑戰它的汙名化問題，所以在今日更容易進行組織工作。

毋庸置疑，緊縮政策令心理健康運動更加激進、規模也更大，服務使用者現時在「障礙人士反對刪掉援助」組織和其他類似組織內部都非常活躍。

這些運動有一些特徵是全新的，但我認為有趣的是它們也往回觸及到自己的歷史。從積極面來看，在現在所謂的「瘋癲研究」中，人們回顧了一九六〇年代甚至更早的抗爭歷程，他們正在找尋像連恩這類人，查看他們的思想如何用於今天的脈絡。

我認為將來會有更多的辯論，去討論身分政治否為推動這個運動的最佳方式。在我看來，今日人們普遍經歷過精神痛苦，有助於扭轉精神疾病的汙名，一個具廣泛基礎而強大的運動便可能建立起來。

過去一年來，全國各地紛紛展開運動，反對社區心理健康服務設施被關閉。服務使用者、社會工作者和各領域的運動者都非常緊密地合作。

在「社會工作行動網絡」和「心理學者反對緊縮」等組織中，我們可見服務使用者、社會工作者、心理學者和其他人非常密切地合作，挑戰緊縮政策。

問：最後，為什麼馬克思的異化概念有助於找出精神痛苦的徹底解法？

弗：我想本書中所指出的中心點是，精神痛苦的根源不在於某個特定政策或意識型態，而是根源於資本主義社會，它剝奪我們對生活的各種掌控權，否定我們的最基本需求，無法以有創造性的方式看待事物。

所以，無論從哪方面來看，不管是勞動強度增加、年輕學生的競爭壓力加大、老年人在日益個人化的社會中更加孤獨，所有面向帶我們回到了一個老問題，我們所生活的社會，其動力來自於累積資產的需求，而不是社會和情感需求。

因此，真正能解決心理健康危機的唯一途徑，就是以滿足人類需求來創造一個社會，而不是為了累積資本。

附錄二

重訪佛洛姆——社會主義的人道主義思想之探討

伊恩．佛格森／撰
陳宗延／譯、宋治德／校

編注：本文譯者陳宗延為臺灣大學醫學系及社會學系學士、臺灣大學健康政策與管理研究所碩士，現為臺大醫院環境與職業醫學部住院醫師。研究興趣為勞動社會學、職業醫學及職業健康政策。原文出處：Ferguson, I. (2016/1/6). Between Marx and Freud: Erich Fromm revisited. *International Socialism, 149*.http://isj.org.uk/between-marx-and-freud-erich-fromm-revisited/

在埃里希．佛洛姆（Erich Fromm）去世三十多年後，他的思想再度獲得知識界青睞。佛洛姆是德國猶太裔精神分析學家、作家、公共知識分子及運動分子，他終其一生關注的是發展新觀念，以理解資本主義與心理健康之間的關係，出發點在於他嘗試想整合馬克思和佛洛伊德的思想。近年來所見新出版的佛洛姆傳記至少有三本[1]，或多或少都在試圖扭轉對佛洛姆的負面觀點，因為數十年來許多左派人士都在批判佛洛姆；到了二〇一四年，有兩本新文集出版，作者都致力於討論他的思想。[2]他的作品同時被大眾心理學家和馬克思主義者認可而引用，前者如奧立佛・詹姆斯（Oliver James），後者如凱文・安德森（Kevin B. Anderson）、米歇爾・羅伊（Michael Löwy）和社會主義工人黨長期黨員沙比・塞戈爾（Sabby Sagall）。塞戈爾在近期對種族大屠殺的研究中，大量利用了佛洛姆「社會性格」（social character）的概念。[3]

佛洛姆的作品有幾個值得我們關注的理由。首先，對一個精神分析學家來說不尋常的是，他直到生命終結都視自己為馬克思主義者。儘管他的主要興趣在於批判整合馬克思和佛洛伊德的思想，但他很清楚自己將哪位思想家看得更重要。正如他在《在幻想鎖鏈的彼岸——我所理解的馬克思和佛洛伊德》（*Beyond the Chains of Illusion: My Encounter with Marx and Freud*）中所寫：

在這本書中，我要論述的僅僅是馬克思和佛洛伊德。只要一提起他們倆人的名字，我就很容易會產生這樣一個想法，即認為他們是旗鼓相當和具有同樣歷史意義的兩個人。然而，事實並非如此——這是我一開始就想闡明的。馬克思是一位具有世界歷史意義的人物，就這點而言，佛洛伊德是不能與馬克思相提並論的。[4]

其次，他所持的政治立場，至少部分與本期刊傳統相同。例如，在一九五〇年代期間，他認為蘇聯是偏向國家資本主義，緊接著前述引文他如此寫道：「令人深感遺憾的是，在幾乎占世界三分之一的土地上，傳播的是一種被歪曲和貶低了的『馬克思主義』。」他譴責道：「許多人習慣將史達林主義等同於革命馬克思主義，或至少是後者的延續。」在一九五〇年代後期冷戰達到高峰時，他公開為列寧和托洛茨基辯護，引起矚目。在一九五八年對《托洛茨基流亡日記》的評論中，他如此寫道：「他們是這樣的人：毫不妥協地追求真理，探索最真實的本質，從不被欺騙性的表象所惑。有著無可質疑的勇氣和正直，對人類及未來有最深切的關懷和奉獻，對權力無所求，也無虛榮心。」[5]

其三，他是社會主義人道運動（the socialist humanist movement）的關鍵貢獻者，這場運動是於一九五〇年代中後期從史達林主義的廢墟之中興起來的，並在近期重新引起人們的興趣。他的書《馬克思關於人的概念》（*Marx's Concept of Man*）於一九六一年出版，包含了馬克思《經濟學哲學手稿》（*Economic and Philosophic Manuscripts*）的首次英譯。他並不認為青年馬克思的手稿和成熟馬克思在思想上有斷層。儘管他從未以運動分子為首要身分，但的確在一九六〇年代的社會運動中扮演活躍的角色，包括反對核武、支持民權、反越戰，以及終生反對錫安主義和錫安主義國家。

下文將討論到，儘管佛洛姆的書例如《逃避自由》（*The Fear of Freedom*）、《健全社會》（*The Sane Society*）和他最暢銷的《愛的藝術》（*The Art of Loving*，此書已售出二千五百萬本——在德國僅次於《聖經》），吸引了大批大眾讀者，但也許因為如此，他數十年來在左翼政治及學術界淪為一位過氣、甚至被遺忘的人物。然而，當前社會重新燃起對其作品的興趣，從古典馬克思主義觀點重新看待他留下的資產，反而慢了一步。

本文正是嘗試致力於這樣的重新評估。為達此目的，我將首先提供簡要的佛洛姆生平概述。其次，我將批判性地評估佛洛姆思想中三個關鍵元素：人性論、社會性格概念及激進人道主義（radical humanism）。在總結評論中，我將指出人們對佛洛姆著作重新產生興趣的一些原因，以及他的思想有何助益，能幫助我們在二十一世紀第二個十年建立一個更健全社會。

佛洛姆：生平及時代

一九〇〇年，佛洛姆信奉正統猶太教的雙親在美茵河畔法蘭克福生下了他。父親來自拉比學者的世家，而儘管佛洛姆在二十多歲時正式退出猶太教，他的一生仍深受舊約傳統的各種影響，特別是先知以賽亞、阿摩司和何西阿的著作。這些人物吸引佛洛姆，特別是「彌賽亞預言」和對「末日」的看法，據此，列國便會「將刀打成犁頭，把槍打成鐮刀。這國不舉刀攻擊那國；他們也不再學習戰事」（《以賽亞書》二：四）。他將這些著作指稱為「用之不竭的生命力泉源」。[6]

佛洛姆起初於法蘭克福大學研究法學，爾後轉學至海德堡研究社會學，師從阿爾弗雷德・韋伯（Alfred Weber），即社會學家馬克斯・韋伯（Max Weber）的弟弟——儘管哥哥比較有名，佛洛姆將阿爾弗雷德描述為「一位人道主義者而非民族主義者，擁有出眾的勇氣和正直態度」。[7]這是佛洛姆生命中極為重要的時期。他正是在海德堡首次系統性地研究馬克思的作品。他也在這裡遇見未來的妻子、知名的精神分析家芙里達・賴希曼（Frieda Reichmann），與她一起進行了精神分析，也一起對佛教產生了終生的興趣。

佛洛姆繼續在柏林受訓成為精神分析家，他在柏林參與了異議年輕精神分析家們的研討班，是由左傾的分析師費尼謝爾組織的。研討班主要關注的是從理論上整合馬克思與佛洛伊德思想，以促進社會和經濟改革。佛洛姆轉向馬克思主義可追溯到此一時期，他也在一九二八年以「小資產階級的精神分析」為題演講。[8]

一九二九年，佛洛姆受當時剛成立的法蘭克福大學社會研究所所長霍克海默（Max Horkheimer）之邀，參與該所的研究計畫。該所其他早期成員有馬庫色、阿多諾（Theodore Adorno）和班雅明（Walter Benjamin），出於核心關懷，他們嘗試解釋一九一八和一九二三年間德國革命的失敗，及其後國家社會主義的興起。第二國際著重「客觀」經濟因素所扮演的角色，但社會研究所不滿這種機械式的馬克思主義，反倒看重科爾施（Karl Korsch）和盧卡奇（George Lukács）等馬克思主義者的作品，後者強調，工人階級意識扮演核心角色，是左右革命成敗的因素。科爾施和其他人遇上的關鍵挑戰，是要解釋德國工人階級為何未能成功發展這種革命意識：

在一九一八年十一月後具決定性的幾個月裡，資產階級的政治勢力與組織被摧毀，資本主義彷彿將過渡到社會主義，表面上似乎沒有阻礙。但這個大好機會未曾被把握，是因為缺乏社會心理條件。9

霍克海默和同事們想要理解為何缺乏這些條件，同時又看見佛洛伊德及其同僚發展出嶄新的精神分析科學。除了無意識概念外，佛洛伊德一派還提出，性慾是人類行為的主要驅力，伊底帕斯情結有助於理解階級意識。這些想法在許多當代馬克思主義者看來或許是奇特、甚至全然古怪的。然而，事情並不總是如此。許多二十世紀初期的馬克思主義者對佛洛伊德的想法懷有敵意，但並非所有人如此。托洛茨基和其他布爾什維克領袖如拉狄克，雖然對精神分析仍帶著批判性態度，但支持在俄國推廣它。賴希等馬克思主義者以及法蘭克福研究所的相關人士強調，他們在精神分析中看到革命的核心概念，也探索精神分析與馬克思主義的相容性。一九一九年，佛洛伊德親密的同事費倫齊還成為短命的匈牙利共產黨政府的首位精神分析學教授。

對精神分析態度上的轉變，科利爾在本評論前幾期有談到，那是隨史達林主義在俄國崛起及其對全球共產主義運動的影響而來的：

> 馬克思主義與精神分析之間的合作前景，到了史達林的手上便出現了大逆轉。在俄國，壓制精神分析學說是為了符合清教徒的道德綱領，其他包括詛咒同性戀者下獄、禁止墮胎、向學生灌輸禁慾觀念以及頒發國家獎章給多產的母親。[10]

佛洛姆在研究所的第一項任務，是完整調查研究德國工人的階級態度。這篇研究在他死後以《威瑪德國的工人階級：一項心理學及社會學研究》（*The Working Class in Weimar Germany: A Psychological and Sociological Study*）為題出版。在此時期，佛洛姆也書寫了一系列文章，從中可看出他發展出獨特的方法去融合馬克思和佛洛伊德思想，其核心「社會性格」後來成為他最著名的概念，下文將更深入討論。

然而，納粹崛起迫使佛洛姆逃離德國，並在一九三四年定居於美國。一九三〇年代間，他逐步開始批判佛洛伊德的一些關鍵概念，尤其是生物性驅力在人格形成中所扮演的核心角色，這使佛洛姆與研究所的領導人物們產生衝突。他在一九三六年的作品中主張：「心理學和社會學問題中交錯著自然和歷史因素的辯證關係。佛洛伊德錯誤地將心理學全然奠基於自然因素。」[11] 佛洛姆因為這些觀點而被霍克海默、阿多諾和後來的馬庫色猛烈攻擊。他在一九三九年離開了研究所。

佛洛姆在一九四一年出版《逃避自由》（在英國以《恐懼自由》〔*The Fear of Freedom*〕為題出版）。他在這本書中主張，從封建主義過渡到資本主義後，人不再束縛於土地或領主，獲得「自由」了，然而此種自由卻有壞處，人將面對難以忍受的孤獨、無力與焦慮感：「我們的目標是指出，現代社會的結構同時以兩種方式影響人：他變得更獨立、更自立、更挑剔，也變得更孤立、更孤單、更害怕。」[12]

人們能以兩種主要方式回應此種困境：第一，透過「機械式的順從」，將自我沉浸於「大眾」之中來逃避問題。在納粹統治下的德國、史達林掌權的俄國或美國消費主義式的資本社會，普羅大眾最常見的反應就是機械式的順從。或者，我們也可以用具有創造力的方式，勇敢地面對及擁抱自由。

這本書引起了許多人的共鳴，而它的成功使佛洛姆變成了一位公共知識分子。他是一位多產的作家，《逃避自由》之後的四十年間還出版更多著作，包括《健全的社會》、《自我的追尋》（*Man for Himself*）和他最著名的書《愛的藝術》。

他在大眾中名聲如日中天，但政治和學術聲譽卻嚴重受損，因為一九五〇年代中期在《異議雜誌》（*Dissent*）上，他與馬庫色有一場論戰。[13] 馬庫色具體指出，佛洛伊德認為生物性慾是人格形成的關鍵力量，但佛洛姆強烈駁斥，反倒強調社會結構的角色，等於拋棄了佛洛伊德思想中的激進核心概念。為了取代佛洛伊德的本能理論，佛洛姆提出一種唯心式的倫理學，強調生產性、愛和理智，以面對被商業異化和驅動的社會。

馬庫色說佛洛姆是道德說教者和「社會工作佈道家」，無論這看法是否公允，毋庸置疑的是，佛洛姆自一九五〇年代起多數作品確實很接近自我成長著作。其傳記作者佛萊德曼（Lawrence Friedman）總是支持佛洛姆，但偶爾提出批判。他如此評論佛洛姆最知名的著作：

> 比起《逃避自由》或《自我的追尋》，《愛的藝術》看上去不像出自公共知識分子之筆。此前，數以百萬的讀者轉向卡內基，去尋求事業成功的步驟，轉向皮爾（Norman Peale）牧師，希望上帝幫助他們在社會和經濟層面向上流動。如今，他們擁抱佛洛姆是為了

找尋具體的指引，想得到鼓舞，教導他們把愛更充分地帶進生活中。雖然佛洛姆教導每個人如何去獲得愛，但同時也警告，在嚴格的市場條件下，要達成此目標會極度困難。美國戰後景氣蓬勃，在樂觀主義的氛圍中，讀者很容易就輕忽了這項警告。在朝氣蓬勃的戰後榮景世界中，佛洛姆重心都放在鼓勵人們自我成長，而冷落了比較嚴肅的社會批判議題。14

如佛萊德曼所述，佛洛姆的學術標準有時無法達到學術社群的正常期待，就算考慮到他的特殊歷史地位，也無法替作品加分。

清楚的是，隨著佛洛姆的學術聲譽下降，他在民眾中的聲望卻於一九六〇年代後逐漸增長。他的書籍在全球賣出數百萬本，一九七六年出版的《占有還是生存》（*To Have or To Be*）被譯成二十六種語言，在世界各地賣出超過一千萬冊。他成為美國重要政治領袖的顧問，演講邀約不斷，還成為墨西哥精神分析的領導人物——他在一九五〇年代因為健康的緣故搬往墨西哥。他留在墨西哥，直至一九七〇年代中期和妻子搬到瑞士的羅加諾，並於一九八〇年在當地去世。

佛洛姆的人性概念

在佛洛姆的思想核心中，存在著共享、普世的人性概念。這是他「激進人道主義」的基石，也為他提供了判準，以檢驗社會是否「健全」。「健全社會」是他名著的書名，也有助於我們從頭瞭解他的人性觀。一個社會整體在何種意義下可被標記為健全或不健全？這是否代表佛洛姆落入哲學家摩爾（G. E. Moore）所謂的自然主義謬誤（naturalistic fallacy），由實然存在推論到「應然」存在？又或者是否存在某些判準，能供我們做出這項判斷呢？佛洛姆相信是有的。如同近期一位評論者所論述：

> 佛洛姆關於倫理、社會及文化批判的批判理論的全部概念，其前提是下述命題：在某種意義上存在著關於人類本性的規範性論述，客觀上是有效的，且必須為任何社會理論定錨——倘若這些理論在任何意義上要被理解為批判性的理論。15

那麼，佛洛姆的人性理論到底為何？在《自我的追尋》一開頭，他先駁斥兩種錯誤觀點。首先是保守思想家提出的想法，將人性視為固定不變，比方常說「人基本上是自私的」。他認為，這種假設本質上是出於某種意識型態，「他們用來證明自己的倫理體系和社會制度是必要的、不可改變的，是奠基於固定不變的人性」。[16] 這種觀點反映了他們的規範和利益，但沒有任何證據可支持。

然而，佛洛姆認為，在反對保守觀點時，進步派思想家有時同樣會採取錯誤的觀點，宣稱人性具有無限的可塑性；這種觀點經常被指稱為「社會學上的相對主義」（sociological relativism）。如他所述，若進步派為真，那人類只不過是受主流社會安排（dominant social arrangement）以各種方式所形塑的傀儡，「我們就無法批判和評斷任一社會秩序是否給人幸福，因為當中沒有『人』的概念」。這並不是說人類不能適應最極端的生活條件。當然可以，只是必須付出代價：

人可以自己去適應奴役狀態，但要靠著降低智力和道德標準才能達到。人可以自己去適應充滿不信任和敵意的文化，但最終因此變得軟弱和缺乏獨創性。人可以自己去適應性需求受到壓抑的文化環境，但適應之後，正如佛洛伊德所指出的那樣，代價就是神經症狀。人自己幾乎能適應任何文化型態，但相對地，若與他的本性衝突，就會產生紊亂的精神和情感狀態，最終迫使他改變環境，因為他不能改變自己的本性。[17]

相對於這些錯誤觀點，佛洛姆選擇性地汲取了佛洛伊德和馬克思的想法，以他自身對人性的理解，發展出特有的「哲學人類學」（philosophical anthropology）。首先談到佛洛伊德，其思想有兩個面向最受二十世紀初的歐洲社會所反感，無人能出其右。第一，他主張，我們多數經驗和行動的源頭是無意識；其二，他強調性慾在人格和性格形成中扮演的重要角色。[18]佛洛姆接受第一項但駁斥第二項命題。作為終其一生都在執業的精神分析家，他接受佛洛伊德的無意識概念，也用在工作中。另一方面，他澄清這個詞彙事實上是「使人迷惑的概念」，無意識其實不存在，存在的只有我們所察覺到或是沒有察覺到的經驗，後者即是我們的**無意識經驗**。[19]他也發展出一套「社會無意識」理論，指的是社會多數成員或某個階級常有的壓抑想法。然而，到了一九三〇年代末期，他開始駁斥佛洛伊德的本能理論，特別是性慾的重要性。首先，他認為佛洛伊德的理論是一種化約主義，把我們的人際需求視為僅僅出於生物本能，與人連結只是生物本能的表現。他認為佛洛伊德的看法是錯誤的。相反地，性慾是在展現人類對關係的根本需求。佛洛伊德對性慾的過度強調以及「機械唯物主義」都反映了他所身處的社會和時代。其次，儘管人類是動物世界的一份子，但藉由演化發展出推理的能力，使他們既能夠以其他動物所做不到的方式規劃環境，也能夠反思自身的想法、感覺和行為。或者，如馬克思在《資本論》中所說：

蜘蛛的活動與織工的活動相似，蜜蜂建築蜂房的本領使人間的許多建築師感到慚愧。但是，最蹩腳的建築師從一開始就比最靈巧的蜜蜂高明，至少蜜蜂用蜂蠟建築蜂房以前，已經在自己的頭腦中把它建成了。[20]

接著，如同佛洛依德一樣，佛洛姆也主張一套人性論，但那不是一種立基於性慾，而是立基於他所謂「生存的條件」（the conditions of existence）：

儘管性驅力及其衍生出的現象多麼強而有力，但它們絕不是人內在的最強的力量，在這些方面的挫折也不是精神錯亂的原因。推動人行為最強有力的力量來自人類生存的條件，即

「人類處境」（human situation）。21

所謂「人類處境」，如前所述，佛洛姆指的是，人在發展出推理力量而喪失了原初與自然的同一性後，「無法平靜地生活，因為他的內在衝突促使他去尋求一種心理平衡、新的和諧，以替代已經失去的和諧，才能再次與自然合一」。22 清楚的是，佛洛姆將這些「內在衝突」視為由人類生存意義的問題所引起，而非源於社會生產：

> 在滿足了動物性需求後，他又受到身為人的需求所驅使……人的所有感情和奮鬥精神都表現出人為尋求生存答案所作出的努力，或者說，表現出人為了避免精神錯亂的努力……所有文化都給人提供了一種特定的體系，當中某些解答占了支配地位，因而某些奮鬥目標和願望較為突出。無論是原始宗教還是有神論或無神論的宗教，都努力想解答人類生存問題。23

他接著找出五組起源於「人類生存」的需求或感情：「相關性」（relatedness）、「超越」（transcendence）、「歸屬」（rootedness）、「認同感」（sense of identity）以及「人生

定位與奉獻」（a frame of orientation and devotion，包括理性與非理性的選擇）。社會中的一份子如無法成功滿足這些需求，將導致心理不健康。

這些論述顯示出，佛洛姆的人性觀已大為遠離佛洛伊德，不過評估佛洛伊德全面思想的長處和限制，已超出本文範圍。[24]然而，當我們假設「由生物方法轉向強調文化和社會結構所扮演的角色，必然就較接近於馬克思主義方法」，必須要審慎小心。佛洛伊德所關注的，在社會結構中，人類透過生物驅力成長時所引發的衝突作用，特別在家庭影響最大（其他社會結構也會影響）。這是一種唯物論立場，即使不必然屬於馬克思主義。相對地，雖然佛洛姆否定全然的唯心論，但看起來卻更接近於唯心的存在主義傳統，後者將「尋求意義」視為主要驅力。

不過，佛洛姆的人性觀與馬克思的相比如何？在《資本論》中，馬克思區分了他所謂的「一般人性」和「隨著不同歷史時代而修整變化的人性」。有關於第一點，伊格頓如此評論：

在馬克思早期的著作中，談到了他所謂的「類存在」（species being），這實際上是唯物論版的人性論。由於本質上是血肉之軀，所以我們這種動物需要勞動、社交、表現性慾、溝通和自我表達，且需要彼此才能生存。但是除了這些社會性的實際功用，我們也藉這種交誼而自我實現……因為，我們是一種需要勞動、渴求和語言表達的生物，且同時能自我轉化。換句話說，改變與人性不衝突，而是實現可能性，正因為我們是具有創造力、擁有無限可能、未完成的生命。[25]

換言之，正是因為我們的發展潛能，如亞里斯多德提到的「人的自我實現」使我們成為人，這是我們的「本質」；如馬克思主張的：「自由確實是人的本質，就算有人反對實現自由，這個舉動也是在實現自由。」[26]這種本質不會在孤立中實現。相反地，馬克思亦在〈關於費爾巴哈的論綱〉第六條中主張，它不可避免地與人們所存在的社會關係密切聯繫，也被社會關係所形塑：「人的本質不是每個人本有的抽象存在，而是在它實現後，成為一切社會關係的總和。」[27]

因此之故，伊格頓主張，馬克思主義有關社會正義的想法：「確實擁有一種『絕對的』道德批判標準：對於每個人來說，有豐富的能力且全面展開就是一種確切的善。對任何社會形態的檢驗都是出自於這個立場。」[28] 同樣地，佛洛姆主張，正是在這個立場上，我們能夠檢驗一個社會可被檢驗為健全的程度。

然而，馬克思和恩格斯超越其烏托邦社會主義前輩的偉大成就，並不在於他們對資本主義提供了更具說服力的道德批判（儘管他們應該確實做到了），而在於他們分析了這個體系的經濟和政治運作，並且關鍵地發現工人階級的力量，他們能夠藉由自我解放而扮演此一體系的掘墓人。

相較之下，儘管佛洛姆承認，不同類型的社會或生產方式都使人性產生大幅變化（這反映在他的「社會性格」概念上），但正如我們將看到的，他的作品並未承認階級和階級鬥爭在此一過程中扮演的主動性角色。他的焦點反倒是放在「人」或「人性」上面。在此，猶如在他論宗教的作品一樣，佛洛姆往往看起來更接近費爾巴哈而非馬克思。[29]

社會性格

社會性格概念是佛洛姆對佛洛伊德驅力理論的替代方案，他自認為是最重要的理論成果，多數當代評論者也這麼認為。佛洛姆跟隨佛洛伊德的看法，認為每個人的性格結構都是持續、耐久且相對固定。人們往往以特定、通常可預測的、幾近於自動化的方式行事。由此延伸，社會性格指的是「在同一個文化下，大多數人所共同擁有的性格結構的核心，它不同於個人性格。儘管人們生活在同一個文化下，但是每個人的性格都是不同的」。[30]

對佛洛伊德來說，社會行為根源於「個體生物驅力」以及「個體在家庭等社會結構中的成長歷程」兩者的互動關係。佛洛姆則主張：「在社會性格的創造中，最重要的制約因素（conditioning factor）是生產方式，那就是形塑社會性格的脈絡。」[31]

那麼，佛洛姆的社會性格概念其關鍵元素為何？首先，它是一個比意識型態更廣泛的概念，因為它既包含意識到的觀念，也包含了無意識的想法、感受和行為。就這方面，社會性格與布赫迪厄（Pierre Bourdieu）的慣習（habitus）概念有某些相似性，達金（Kieran Durkin）也這麼認為。[32]

其次，佛洛姆主張，應用於分析個體行為的精神分析概念，經過某些修改後，也適用於解釋群體或階級的社會性格。因此，舉例來說，施虐—受虐狂（sado-masochism）的概念，在他分析納粹崛起時的德國中產階級時，扮演了重要角色。不過，佛洛姆在此所指的並非精神官能症或性倒錯（perversion），而是一種根植於社會性格而傾向於服從權威的態度：「小資產階級崇拜權威，往往會向權威順服，同時自己想要變成一種權威，叫別人順從他。」33

其三，對佛洛姆來說，社會性格對資本主義體系的平順運作扮演了重要角色。個體性格意味人們以各自的獨特方式行事，免於重新應付每一個新的情境，工人階級的社會性格亦意味著其成員傾向於以相對可預測的方式行事，以符合資本社會的需求：

> 倘若現代工業社會不是以一種前所未有的手段來破壞人們自由勞動的能力，就不可能達到自身的目的……假設每個人必須每天都意識到他的工作、要準時等等的話，那也是不行的，因為任何有意識的思考都會產生更多的例外情況，社會要平順運作的話是不可能負荷得來的。長期而言，現代工業社會中各種高度分化的工作都是自由人的產物，而不是被迫勞動的結果，因此威脅與暴力不足以驅使人工作。勞動、守時、守紀律的社會必要條件必須被轉化為內在驅力，這也就是說，社會必須生產出一種社會性格，將這些動力包括在內。34

相同的例子湯普森（E. P. Thompson）也大量應用於他的經典著作《英國工人階級的形成》（*The Making of the English Working Class*），用以探討十八世紀末、十九世紀初時衛理公會所扮演的角色，它加諸一種新的工作紀律於形成中的工人階級身上。[35] 半工業化（semi-industrialised）勞動力的紀律問題，或說缺乏紀律的問題，對新工廠主而言是重大挑戰。此一問題的嚴重程度，烏爾醫師（Dr. Andrew Ure，馬克思和恩格斯最熱衷批判的對象之一）在《製造業的哲學》（*Philosophy of Manufactures*）中有重點強調：

> 即使今日這個制度已經組織完善而且工人至為明理，要把來自農村或來自手工業已經過了青春期的人轉變為有用的工廠勞動力，也近乎不可能。當我們一番費力地革除其倦怠和倔強習慣之後，要麼他們自動放棄工作，要麼是因為工作疏忽而被工頭開除。[36]

湯普森主張，在一七九〇年代末期，在工人階級地區吸引了大量信徒的衛理公會，提供了一種關鍵的意識型態機制，能夠解決這個「問題」。衛理公會作為「安撫靈魂的宗教」，一方面允許信徒在教會壁壘內表達強烈情緒，另一方面又嚴格強調日常生活的紀律和尊重態度：

在窮人中加進積極服從的分子，從而從內部軟化窮人；宗教領袖在衛理公會內部培育最適於形成勞動紀律的心理因素，工廠老闆們真是求之不得。

湯普森用佛洛姆的語言強調（在注腳中引用，而不是出現在本文）：「人與其說是受外在壓力驅使而工作，不如說是受內在強迫力所驅動……內在強迫力可以駕馭一切工作能量，比任何外在的強迫力更有效果……人把自己當作奴隸來驅策。」[37]

衛理公會在形塑工人階級所扮演的角色，對此湯普森呈現了一段具有說服力的論述，但正如他自己承認的，我們需要把它放在某種脈絡下看。首先，一七九〇年代中期至末期是一段反革命時期，當時英國與變革中的法國交戰，而法國大革命揚起的希望被碾碎。恰恰是在這個挫敗與絕望的階段中，衛理公會的理念才得以實現。如他所評論的：

衛理公會也許壓制了革命的發展。但是，我們可以肯定，它在戰爭期間迅速發展是因為一部分的反革命心理發揮作用。有一種看法認為，強調靈魂與來生的任一宗教，都是挫敗者和失望者的千年王國（chiliasm）。[38]

其次，那段歲月也是國家強力鎮壓的時期，一七九九年政府提出〈結社法〉（Combination Acts）禁止人民組工會，更是達到壓迫的高峰。衛理公會及其對社會性格的形塑，無疑是規訓工人階級的重要關鍵，但它只是此一時期統治階級軍火庫中的眾多武器之一。

其三，即使衛理公會確實有助於培養特定的工人階級社會性格，我們也不能高估此一性格在抑制工人階級鬥爭中所扮演的角色。湯普森也承認：

> 甚至在最黑暗的戰爭年月，仍能感覺到民主脈動在暗中發揮作用……〈結社法〉（1799-1800）的影響力只止於將非法的雅各賓派和工會更緊地擰在一起。甚至在恐懼受到「外國入侵」的狂潮下，各種新思想和新組織仍在不斷湧現。數萬名士兵非自願地上戰場，其經歷使人們的亞政治態度（sub-political attitudes）向激進方向轉變。我們可以看到在一八一一年，新的人民激進主義（popular radicalism）和新的戰鬥性工會主義（militant trade unionism）同時出現。[39]

社會性格概念有一種用法更有問題，出現在塞戈爾企圖遠大又吸引人的研究中，他想找出種族滅絕（genocide）和人類毀滅性（destructiveness）之根源。[40] 受限於篇幅（和我自身缺乏相關知識），在此無法詳談塞戈爾討論的四起種族滅絕案例的其中三起（盧安達、美國原住民和亞美尼亞的種族滅絕），以及他的主要論點：某些類型的種族滅絕（可分成理性和非理性）需要從精神分析的範疇來加以解釋。

在此我將只探討他的這個論點：托洛茨基從古典馬克思主義來分析納粹崛起，強調經濟和政治因素刺激了納粹發展。除此之外，我們還需要以一種「主觀性理論」加以補充，那是奠基於德國中產階級的社會性格。

塞戈爾的主張汲取了佛洛姆在《逃避自由》中對納粹崛起的解釋。佛洛姆在書中分析道：「現代人性格結構中的那些強有力的因素，使法西斯國家的人想放棄自由。那些因素也盛行於我們無數人之間。」[41] 同樣地，塞戈爾的目標是：「找出關聯性，從德國工業資本主義的客觀發展，連上納粹行凶者的主觀想法、恐懼、憎恨和毀滅性盛怒。」[42] 他的整體分析緊跟隨托洛茨基的方法，強調經濟大蕭條對中產階級的衝擊、納粹意識型態的角色等等。然而，二者開始分歧之處，是他主張：「要分析納粹崛起，若不理解德國中產階級心理層面的危機，就不可能看出完整樣貌。」43

若這指的是中產階級的狂熱盛怒，也就是說，中產階級因為經濟危機、惡性通貨膨脹等導致他們失去存款和社會地位，想要尋找替罪羊。這邏輯與他所討論的整體論點是一致的。但顯然塞戈爾所指的不只於此：

在德國資本主義發展中，中產階級這個社會階級長久以來的經驗結果是，他們在家庭中發展出一種典型的社會性格，有些精神分析家將之描述為威權性人格（authoritarian personality）……也可以描述為施虐和受虐的驅力同時顯現。44

塞戈爾主張，德國中產階級的威權性格，不僅僅是納粹崛起的另一個推動因素；相反地，它是大屠殺的**必要**前提，沒有它大屠殺就不會發生：

大屠殺是否可能發生在德國以外之處？如我們所見，必須要有兩組前提合在一起才能構成充分和必要的條件：第一，必要的誘發（predisposing）條件，一種威權性的或容易受誘導的性格；第二，必要的促發（precipitating）條件，如經濟崩潰、納粹崛起等等。[45]

這個論點可受實證與理論駁斥。[46] 德國中產階級的「社會性格」是否真讓他們如此不同，傾向於支持種族滅絕？中產階級女性和兒童是否也傾向支持極端暴力？是否只有德國的中產階級懷有這樣的潛在殺意？如果真是如此，是否意味我們需要一種不同的分析來解釋其他國家的法西斯主義？

理論上，塞戈爾會受到的指責是，他將社會性格物化（reify），將階級意識（可能也是「社會無意識」）視為固定不變、不受外在因素影響。這並不只是塞戈爾的論述有問題，也是更基本的社會性格概念有問題。達金如此評論佛洛姆的社會性格類型學：「在或許最基本的層次上，我們必須要問：事實上，性格傾向論難道沒有膨脹、物化衝突的人格面向嗎？」[47]

事實上佛洛姆本人也意識到這個可能性。例如，連恩主張沒有「基本人格」或「一個內在體系」，佛洛姆與他辯論時寫道：

我想說的只是，假設某甲有一種基本性格體系，但不能排除這個體系會持續與其他體系如某乙、某丙和某丁交流、相互影響的可能性……而在這人際交往過程中，某甲性格體系的許多面向被激發、另一些面向則失去強度。[48]

如達金所評論的：「可說存在著無窮數量的可能組合。據此，或許可以合理地這麼問：這種名詞（社會性格）對社會分析能有多大用處？」[49]

事實上，恰恰是意識到了德國小資產階級的階級意識短暫且──尤其重要的是──**矛盾的**性質，托洛茨基才形成其論述基礎，呼籲「工人階級團結起來回應納粹崛起」：

無產階級的日常鬥爭加劇了資產階級社會的不穩定性。罷工和政治動亂惡化了國家的經濟情況。小資產階級能暫時安於日漸增長的困乏狀況，如果他們懷抱了這樣一種信念：無產階級處在一個位置，將領導自身走向新路。但若革命黨──儘管階級鬥爭不停地在弱化──一次次地證明無能團結背後的工人階級；若它動搖了、變得困惑了、與自身矛盾了，則小資產階級會失去耐心，認為革命工人需要為他們的悲慘情況負責……當社會危機快速發生，以令人難以承受，一個特定政黨便會上臺，直接目的是煽動小資產階級，讓他們情緒高漲，把憎恨和絕望引導到無產階級身上。在德國，這個歷史作用由國家社會主義完成了，它是一個廣泛的潮流，其意識型態包含了腐爛的資產階級社會的所有腐臭之氣。[50]

換言之，在一九二〇年代末期、一九三〇年代初期形塑德國中產階級意識的關鍵因素，並不是宛如在嬰兒時期就形成的社會性格（儘管這當然也可能扮演了一定的角色），而是階級鬥爭的狀態，更重要的是，工人階級及其政治組織其實多少能夠指出一條擺脫危機的道路。過度強調社會性格，可能會使我們做出這樣的結論：納粹和大屠殺發生是因德國有某些特殊之處。明顯地，法西斯主義在不同時代和不同社會中呈現了獨特的特徵，但就其核心，無論是彼時或今日，「它動員一大批小資產階級投入暴力的群眾運動，目標為摧毀工人階級發動鬥爭的能力」。[51] 從這個理解角度，托洛茨基更加確認自己觀察到的：倘若白軍贏得俄國內戰，法西斯的話語會以俄文而非義大利文傳向世界。

最後一個對佛洛姆社會性格概念的批判，來自與他同時代、同領域、佛洛伊德派的馬克思主義者——賴希。佛洛姆主張精神分析範疇適用於社會現象也適用於個體，賴希主張實際情況剛好相反：

根據精神分析的描述，無意識本能會穿插在人類不同的行動間，在其他人類現在也有關鍵的重要性。但在許多社會行為中，它也會完全發揮不了作用。我要說的意思是，舉例來說，有微薄存款的人在銀行閉倒後去抗議，或麥價大跌後農民發動革命，這些都不能夠用無意識性慾動機去解釋，或者解釋成反叛父親的案例。重要的是要認識到，在這類案例中，心理學確實有助於理解社會行為的效應，但無法解釋它的原因或背景。[52]

雖然賴希後來變得怪裡怪氣，但比起佛洛姆，他在一九三〇年代的立場給革命者更好的指引，有助於理解個體心理學與階級鬥爭的關係。

「社會主義人道主義」（socialist humanism）的政治活動

佛洛姆從事政治活動的主要時期起於一九五〇年代末期，那時他在社會主義人道主義運動中扮演領導角色。赫魯雪夫以祕密報告揭露史達林的罪行，一九五六年匈牙利工人革命遭受鎮壓，兩件事發生後幾年，這場運動便發展起來。哈曼（Chris Harman）將社會主義人道主義描述為「一九五六年從史達林主義抽身後，那些人找到知識上的中繼站」。53 這個運動大量汲取馬克思早期著作，試圖從殘忍的史達林主義醜陋形象中挽救馬克思主義的人道主義核心，並發展「第三條路」替代西方的「管理型自由企業體系」（managerial free enterprise system）和蘇聯及其盟邦的「管理型共產主義體系」（managerial communist system）。它的理論支柱是由激進人道主義所提供，後者的精髓（用佛洛姆自己的話來說）是：「用最簡單的話來說，對『人類的團結』以及『人能藉由自身努力使自己完美』抱持信念。」54

首先要說的是，馬克思主義在某些重要方面確實是人道主義的。如哈曼所觀察的：

它提供一種解釋：特定的動物，即智人，如何一面努力持續對抗自然的嚴酷，一面與其他同類合作、創造社會、繼而支配各種類的生命。如此一來，不同形式的經濟和社會組織就會出現，在歷史上的特定時間點之後，階級和國家也跟著出現。55

馬克思主義在第二個意義上亦是人道主義。它的終極目標不是讓特定階級的專政，而是廢除階級社會本身；唯有如此，用馬克思的話來說，人類的「史前時期」才會終結，而真正的人類歷史才會開始。

也就是說，作為一種政治和理論傳統，社會主義的人道主義在一些關鍵的方面與古典馬克思主義非常不同。首先，僅僅強調人類的**團結**，便會忽略馬克思和恩格斯的重大觀察，一萬年以來人類歷史有個最為突出特色：社會分化為敵對的不同階級，此後「至今一切社會的歷史都是階級鬥爭的歷史」。相反地，在佛洛姆的著作中，除了談到社會學範疇，否則階級鮮少登場，更不用說階級鬥爭。

其次，他會忽視階級議題，是因為他只關注一概而論的普遍議題和道德論斷，而沒有去實質分析戰後工人階級或全球資本主義有什麼變化。但他並非個案，類似的批判也指向馬庫色和廣泛的西方馬克思主義傳統。[56] 然而，如佛萊德曼所述，佛洛姆很容易基於少少的實證基礎就推出普遍原則，常常導致非常膚淺且政治上錯誤的結論。例如，他如此描述一九五〇年代中期的美國工人階級狀態：

就拿經濟上最進步的國家美國來說，對人民的經濟剝削幾乎已經消失，這在十九世紀時是想像不到的。工人階級並沒有掉在整個社會的經濟發展後段，而分享到越來越多的國家財富，而且我們有十足的把握預測，在今後一兩個世代，假使沒有什麼重大災難發生，美國將不會再有顯著的貧窮問題存在。[57]

事實上，哈靈頓（Michael Harrington）幾年後出版《另一個美國》（*The Other America*），從此書內容所顯示，現實卻往相反方向而去。[58] 在全國的工人階級地區進行許多訪談和訪視後，哈靈頓發現：舉國一億七千六百萬人口中，約有四千萬人是貧窮的，包含了全美半數的老年人。他更發現六千九百六十萬的全體勞動力中，有一千六百萬人被排除於聯邦最低工資法之外。

其三，社會主義人道主義所強調的共同人性，實際上導向一種特定類型的人民陣線政治（popular front politics），它淡化或有意識地反對階級的差異和敵對性，通常結果就是犧牲了工人的階級利益。例如，在一篇有關湯普森的作品和政治的討論中，柯林尼可斯（Alex Callinicos）觀察到：

> 馬克思主義方法當然聚焦於階級，它形成於明確的生產關係，也強調不同階級彼此也隱

含著某種剝削，階級間的鬥爭因而產生。正是這個歷史唯物論中最具特色的元素，容易在人道主義版的馬克思主義中消失不見……從人道主義的馬克思主義出發，最合理的結論就是湯普森的民粹主義，它從人性概念直接地跳到歷史和政治問題，而沒有經過必然的分析過程，去討論構成社會形態的生產力和生產關係。59

類似的批評也適用於佛洛姆。一方面，如佛萊德曼所示，佛洛姆花了好些時間試圖說服世界領袖（包含美國總統甘迺迪）改變做法；另一方面，又刻意淡化工人階級的要求，才不會悖離可敬的中產階級觀點：

為了能夠執掌政權，社會民主黨人需要爭取許多中產階級的選票，為達此目的，社會黨不得不刪去黨綱中關於社會主義的長遠目標，以自由主義的社會改良方案取而代之。另一方面，社會主義者把工人階級視為關鍵樞紐，以促成人道主義社會變革，也必然引起其他各個階級的反對，因為他們擔心自己的財產和特權被工人奪走並據為己有。60

佛洛姆向其讀者再三保證：「社會主義不會危及任何人的財產和收入，其宗旨是提高窮人的生活水準。高階主管的薪金不會減少。況且，只要新的體系能正常運作，他們也不願意成為上個時代的過氣象徵。」[61]

全國理性核子政策委員會（SANE, The National Committee for a SANE Nuclear Policy，發起人包括佛洛姆）等組織都採取這種立場，其危險之處在於：他們只會散播幻想，宣稱「進步派」的民主黨政治家會終結戰爭，而不是由下而上組織一場運動，也沒有將反核戰和反越戰的抗爭連結上工人階級所關心的貧窮、福利和徵兵議題。對佛洛姆來說，問題在於，如果這樣的運動要發揮成效，一定會明確威脅到富人的財富和財產。

結論

佛洛姆的思想重新引起人們的興趣，反映了二十一世紀政治的兩個關鍵面向。首先，廣大民眾在內心深處渴望找到新自由主義資本主義的替代方案，這種渴望的政治表達首見於一九九九年在西雅圖的反ＷＴＯ抗議活動，亦可見於其後發展的反資本主義運動。「世界不能割賣」（the world is not for sale）和「另一個世界是可能的」（another world is possible）等口號，幾乎完全反映了佛洛姆思想的核心元素：第一，在倫理學上批判物質主義和消費主義，兩者造成了當代主流的「市場型」社會性格；第二，宛如「彌賽亞預言」，表達了一位烏托邦主義者渴望實現不同的、更公平的社會。

然而，佛洛姆的思想也與今日多數政治左翼一種較負面的特徵相符：放棄階級政治，不再認為工人階級能夠改變世界。他的作品欠缺這樣一種概念：工人階級成為集體行動者能夠解放自身，並進而解放人類。在這個意義上，佛洛姆確實較接近於十九世紀初期的烏托邦社會主義者而非馬克思本人。

第三個促使佛洛姆學說再次流行的可能因素，是人們渴望出現一種社會心理學，比當今主流「檯面上」的方法（如認知—行為心理學）更具批判性，後者被運用在以工代賑計畫（welfare to work programmes）中，但越來越失去原有的正面意義。[62] 佛洛姆再次受到歡迎，儘管本質上是一種正面發展，但其「註冊商標」社會性格概念是否能夠提供批判性的替代方案，還是得打上問號。如前所述，它的危險是將工人階級意識物化，使得人們不再去具體分析形塑理念和感受的因素。

然而工人階級意識並非固定或靜止的。我們近年來從阿拉伯之春到希臘、西班牙及蘇格蘭大規模的反緊縮運動都看見，廣大人民的思想及深層感受是能改變的，尤其抗爭程度達到高峰時。儘管新自由主義在英國已盛行三十年，但蘇格蘭民族黨（Scottish National Party）以泛社會民主政綱獲得選舉勝利，左翼老將柯賓獲選為工黨黨魁，在在證明了柴契爾夫人有些美夢已破碎了；她曾說過要從「感情和靈魂」改變英國工人。[63]有些運動近期遭遇的失敗或反挫，有人認為參與者的早期個人生活經驗無可避免會造成此結果。並非如此，其實是他們當下對於自己改變世界的能力缺乏信心，也未能充分理解一場成功的革命背後有許多要素。儘管如此，正是參與集體抗爭，社會和個人的改變才能夠成真。如青年馬克思所說：「我們應該假設，並從理智上理解，只有環境改變、自我改變同時伴隨人的活動，才稱得上實踐革命。」[64]佛洛姆鮮少想到這個道理，儘管他經常尖銳地批判資本主義下的生活。最後，讓我們引用一位巴黎地鐵工人的話，他參與了一九九五年的重大罷工運動，成功擋下居貝計畫（Juppe Plan），不讓政府裁撤國家單位：

罷工完全改變了一個人。人們以往安住於自己小小的角落。他們首先考慮自己，從不顧慮鄰居。但在罷工中，個人主義完全地被打破了，人人打開心房！自然而然地，鎖鏈斷開了！我們一直討論個不停，學會認識彼此。以前整天二十四小時都待在公司，工作時感覺非常孤立，僅在十分鐘休息時間見到彼此。而我們在此學會了共同生活。65

附錄三

繼承與發展：試論弗格森的激進社會工作理論

林致良　撰

編注：本文作者林致良為香港進步社會工作網絡成員，除了投入當地的社會運動與相關研究，也曾到臺灣參與社會工作研討會。弗格森教授於二〇一五年在亞洲進步社會工作論壇演講時，則由林致良擔任主持人。

委身進步社會工作和激進政治的社工學者

本書作者伊恩·弗格森一九五四年生於蘇格蘭。一九七〇年代起在蘇格蘭西部擔任社區工作者和社工，相繼從事團體工作和精神病醫院社工長達十五年。自一九九〇年代起他投身社工教育，曾任教於佩斯利大學和斯特靈大學（University of Paisley）。他目前是西蘇格蘭大學的社會工作與社會政策學榮譽教授，也是南非威特沃特斯蘭德大學（University of Witwatersrand）的榮譽研究員。

他主要關注新自由主義和管理主義對社會工作實務的影響，研究範疇包括國際社會工作、心理健康以及激進社會工作（radical social work）。他撰寫和編輯的專書包括《反思福利：批判的視角》（*Rethinking Welfare: A Critical Perspective*, 2002）、《全球化、全球正義與社會工作》（*Globalisation, Global Justice and Social Work*, 2005）、《國際社會工作與激進傳統》（*International Social Work and the Radical Tradition*, 2007）、《挽救社會工作：挑戰新自由主義與促進社會正義》（*Reclaiming Social Work: Challenging Neo-Liberalism and Promoting Social Justice*, 2008）、《激進社會工作實務》（*Radical Social Work in Practice*, 2009）、《政治脈絡下的全球社會工作：激進的視角》（*Global Social Work in a Political Context: Radical Perspectives*, 2018）以及這本研究心理健康的專書。

他曾在國內外多個社會工作研討會上擔任主題講者或發言，亦受邀到香港和日本與當地社工交流。他是英國自二〇〇五年成立的進步社會工作平臺「社會工作行動網絡」（Social Work Action Network）的發起人之一。自二〇一三年至二〇一八年他與拉瓦萊特（Michael

Lavalette）一起主編《批判與激進的社會工作：國際性學刊》（*Critical and Radical Social Work: An International Journal*）。

弗格森也是長期委身的社會主義者、工會運動和社運分子，是英國激進左派「社會主義工人黨」的資深成員。據他憶述，他最早的左翼政治啟蒙是在一九七二年。那一年英國礦工發起總罷工，成功爭取大幅加薪，更令保守黨首相希思（Ted Heath）於兩年後敗選。總罷工令他感受到勞動者的力量，勞動者自下而上的直接行動更可以撼動整個資本主義秩序，他由此堅信非議會漸進路線的社會主義變革戰略。

繼承一九七〇年代的第一波激進社會工作

社會工作作為一種行業，從十九世紀末誕生起，已經有進步的面向和潛力。當時部分熱心的社工拒絕把案主的困境歸咎於個人行為或品格，希望透過綜合性的理論和介入方法，為底層民眾的生命和生活帶來積極改變。可以說，社工專業從一開始便具有「激進核心」。不過，激進社會工作卻要遲至一九七〇年代才正式出現，才成為具有自省能力的理論流派。在一九六〇年代末，西方的女性運動、民權運動、工人運動和青年激進化運動蓬勃發展的背景下，催生第一波激進社會工作的理論和實踐。他們批判當時個人心理工作常見的侷限，呼籲社工與案主之間建立平等的合作關係，強調透過草根組織和社區行動等集體方式回應案主的困境。

當時激進社會工作運動內部並不具有連貫一致的意識型態，而是受許多不一樣而且有時候矛盾的思想傾向所形塑。以英國來說，激進社會工作運動大致有三大傾向：一，改良主義傾向，主張加強福利國家和支持工黨；二，「預兆性政治」（prefigurative politics）傾向，受「反文化」運動和無政府主義所影響，主張行動本身和行動的組織原則將成為未來社會的樣貌；三，革命傾向，受馬克思主義影響、強調透過草根組織和社工—案主建立階級團結而成功革新資本主義。持革命傾向的社工創辦了雜誌 *Case Con*（一九七〇年至一九七七年，共出版二十五期），標題 Case Con 既指個案會議，同時也諷刺保守社工實務，後者把結構性社會問題歸結為案主個人的責任。*Case Con* 還發表一份《*Case Con* 宣言》，收錄在一九七五年出版、後來成為經典性文本的《激進社會工作》（*Radical social work*）論文集。弗格森就是直接繼承這一支派的激進社會工作（同時又有所調整和發展，詳見下文）。筆者認為，《激進社會工作》和《*Case Con* 宣言》提出的三個主要論點，既開創激進社會工作理論的先河，也成為弗格森等二十一世紀初激進社工學者的立論基點。

第一，也是激進社會工作最重要的論點，解讀案主的困境時，要採用偏重結構的解釋法，強調不平等、歧視和壓迫導致案主的貧窮處境和情緒困擾，而不是反過來歸咎於個人失敗或不適應社會。正如《激進社會工作》的兩位編者羅伊・貝利（Roy Bailey）邁克・布雷克（Mike Brake）在該書導論中申明：

我們覺得，激進的社會工作本質上是指，我們要去瞭解受壓迫者在其生活的社會經濟結構中所處的位置（Bailey and Brake, 1975）。

其次，支持普遍的福利體制，但不滿足於福利國家。他們指出，即使是實行福利改良的資本主義國家，國家機器也不是中立、公正的，「它在任何階級社會都代表統治階級的利益，並擁有維護其權力的必要工具」（Bailey and Brake, 1975）。因此，福利國家聘用的社會工作者既有關懷、同時也不可避免有控制的雙重面向，這是資本主義社會下福利體系普遍存在的矛盾。所以，激進的社會工作不是擁抱福利國家，不是提供服務為國家解決社會糾紛、化解社會矛盾、調適社會關係，也不是全然放棄「國家社會工作」領域，而是在資本主義社工體制內工作，但不斷突破這個體制的限制，換句話說，既處於國家內又反對國家（Rogowski, 2017）：

> 國家要求我們去「幫助」我們的「案主」，使他們「負起責任」，換言之，他們作為個人，要向那根本是不可接受的社會現實妥協。我們要反其道而行之，要使受眾瞭解：以集體的行動來改變現實是可能的（Bailey and Brake,1975）。

第三，雖然第一波激進社會工作理論出現在柴契爾執政以前，但《*Case Con* 宣言》已經看到福利服務管理主義和市場化（它稱之為「經濟合理化」）的興起：「在戰後的繁榮時期，工資比較容易增長，但在人們慶幸不平等即將終結的同時，政府慢慢引入個人資產調查（means test），「人人有權享受教育和醫療等公共服務」，這個原則也開始被侵蝕。隨著繁榮的消退，政府刪減福利預算，說是為了控制通貨膨脹，現在又給人民製造假象，彷彿資源嚴重不足，作為資本主義經濟危機的解釋（Bailey and Brake, 1975）

有別於戰後福利共識（Post-war consensus，編注：以福利為政策主軸）的資本主義黃金時代，弗格森提倡激進社會工作的背景，是奉行新自由主義的柴契爾主義和新工黨時代。究竟他怎樣在新的歷史時期繼承和發展激進社會工作的理論傳統呢？

激進社會工作在二十一世紀的復興

按照大衛・哈維（David Harvey）的說法，一九八〇至九〇年代西方新自由主義興起，是「階級力量復辟」的結果。統治階級以私有化、勞動彈性化和金融自由化等政策，極力打破戰後福利國家體制所體現的階級平衡狀態，從而重建資產階級的政治經濟霸權（Harvey, 2010）。而在社工領域，則是標榜「個人選擇」、打破所謂「依賴文化」（dependency culture）的新右翼福利思潮冒起，激進社會工作的思潮走向沉寂，或只能以「賦權增能」（empowerment）和「反壓迫實務」（anti-oppressive practice）等局部形態存在於部分社工實務和學院教育之中（Ferguson and Woodward, 2009）。不過，新自由主義肆虐導致貧窮和不平等加劇，也導致社會工作的意義出現危機（下詳），加上自二〇〇〇年先後爆發「另類全球化運動」和反對美英侵略伊拉克的反戰運動，激進社會工作運動受到激勵而呈現復興之勢。

筆者認為，弗格森在四個方面為延續並發展這一社會工作理論作出了貢獻。

批判管理主義

首先，是鮮明地批判新自由主義對社會福利、社會工作和社工教育的衝擊。弗格森已有大量專文闡述前三個方面，限於篇幅，茲不贅述，以下只介紹弗格森對社工管理主義的討論。

從廣義上說，管理主義是指一種思想，要求管理者能夠完全掌控各種公共組織，並按照商業原則與利益去營運。研究各種文獻之後，弗格森歸納出社工管理主義的特點：

一、一種自上而下的、中央集權的財政管理和評估方法。

二、政策制訂者及管理人員界定和控制社工專業的生態，同時用量化方法去監督「工作效率低的同仁」，以提升理想中的服務品質。

三、同仁倍感掙扎，不知是否該根據知識、技能和實踐智慧去行使專業判斷。

四、同仁忙於評估服務對象，並確保服務能夠達到「低投入高產出」的目標。因此，社會工作在實踐上的道德內涵被抽空，而社工淪為普通的僱員。

五、同仁面對持續惡化的工作環境，其前景不明朗、壓力沉重又道德退化，又得承受預算緊縮，人手資源的長期短缺。另一方面使用者感到服務流於公事公辦，只會事後補救，但預防性和發展性的服務全都欠缺。在服務商業化氛圍下，使用者更像一個個孤立被動的消費者，而非與社群相關連的積極公民（Ferguson and Woodward, 2009）。

這套名為「新公共管理」（New Public Management）的思維和政策，早在一九八〇年代開始盛行於保守黨柴契爾夫人時代和後續新工黨統治下的英國，而於二〇〇〇年前後引入香港社工服務（Lam, 2013）。而在中國大陸，特別是珠三角地區從二〇〇〇年急速發展社工專業，一開始便實行外包制的「購買服務」制度。香港的社工服務從一九七〇年代以來，從官僚規劃式福利體制轉換為市場化和管理主義。但改革開放以後，中國大陸的社工專業一開始便受管理主義支配（林致良，2015）。

英國激進社工學者瓊斯（Chris Jones）於二〇〇〇年前後走訪英格蘭北部，訪問了四十位資深的第一線社工。弗格森根據瓊斯的調查結果，同意其所謂的「新自由主義形態的社會工作」（neo-liberal social work）不僅破壞了社區工作和社區行動這一類結構取向的社會工作，也破壞了強調關係建立的傳統社會工作。弗格森進而認為：

新自由主義式的社會工作有諸多弊端。它侵蝕了團體工作取向所重視的工作方法，破壞了傳統助人關係的動力。它嫌惡社工的核心價值，注重表面性的社會工作，而不願探討行為的深層原因，導致許多社工深深不滿但也慶幸這為更全面、更激進的社會工作取向，提供了奮鬥的基礎（Ferguson, 2008）。

這是很具啟發性的觀點，當然多少也得經事實驗證：弗格森等社工學者自二〇〇四年起在蘇格蘭和英格蘭發起多場社工論壇，及後更成立「社會工作行動網絡」，至今已運作十多年。參與者不僅有較強調集體行動的社區工作者，也有個案諮商師和從事家庭、青年工作的社工。筆者曾參與亞洲進步社會工作論壇，參加者亦不限於從事社區發展的同仁。否則一般人的過去印象是，往往只有從事社區工作的社工才會對激進社會工作感興趣（亞洲進步社會工作網絡，2018）。

不過，要成功融合這兩類社會工作者的關注面向並不容易：過去他們彼此較少實務和理論上交流，而且活動領域雖有重疊卻不完全一致。重視深度助人關係的實務如何具備結構視野和導向集體賦權；反過來，社區工作如何吸收激進個案工作（radical casework）或社會正義諮商（social justice counseling）等理論和手法，以共同締造新的進步社會工作模式，還需要更多理論探索，總結實踐智慧。

批判「幸福科學」

二〇〇八年美國次貸危機觸發全球資本主義大衰退，各地一般民眾頓時失去工作、住房、退休金和存款，社會彌漫不安和恐慌。香港部分社工機構響應政商界支持的「好好生活運動」，目的是「藉着宣揚正向積極的思維，提醒我們在逆境中不要斤斤計較個人得失，而是要放開懷抱，調校價值觀，擁抱家庭和社區」（唐英年，2009）。具體內容包括推廣「正向心理學」、舉辦「心理健康急救」訓練、提供債務重組或破產申請諮詢，乃至去帶領「愛笑瑜伽操」。無可否認的是，這一類偏重個人心理調適的社會工作模式，在局部範圍內多少有助於暫時舒緩案主的緊張，但弗格森堅持，這套二十一世紀開始盛行的「幸福科學」（The Science of Happiness）無助於解決日益嚴重的心理健康問題。

他指出，幸福論幾個最有影響力的版本，包括塞利格曼（Martin Seligman）的「正向心理學」，都奠基於個人主義，因此「其與新自由主義強調『健康與福祉是個人責任』不謀而合」（Ferguson, 2008）。不過，對「幸福科學」最重要的反對論點，是它有系統地忽略整個不平等問題。弗格森在文章中談到：「幸福論完全沒有討論到，不平等與各種心理健康問題有緊密的相關性，而且在社會科學界早已有許多證據支持，但幸福論者卻避而不談。」（Ferguson, 2008）弗格森以一九七八年英國的一項經典性研究為例，認為憂鬱症狀的出現與案主過去和當前的經驗有密切關係，特別是階級經驗。研究後發現，建立社會支持網絡更能防止憂鬱症狀產生。弗格森進而認為，心理健康與權力（個人和集體的）和無力感（異化所導致）三者關切十分密切。因此，比起「幸福科學」，發展自下而上的社會福利運動（例如心理健康服務使用者運動）和更廣泛的社會運動，更能讓受精神困擾的案主逐步消除權力不平衡，更可能改善其心理健康。這也是一個激進取向的集體賦權過程（Ferguson, 2008, 2015）。筆者嘗試再補充三點：

第一，最近十年有更多的研究證明，只從個人角度去回應心理健康問題，這種取向有許多不足之處。二〇〇九年英國兩位學者威金森和皮凱特合著《社會不平等：為何國家越富裕，社會問題越多》，內容指出，在諸如疏離感、藥物濫用、精神疾病、教育機會不均、身體疾病、肥胖症、少女早孕、暴力犯罪等方面，貧富差距大的國家問題都高於較平等的國家。香港學者黃洪等展開了一項大型研究，發現生活匱乏、貧窮與較差的身體和心理健康有顯著的關聯，成果將陸續公佈（黃洪等，2018）。

其次，近年出現大量標榜「正向心理」、「身心靈健康」的課程講座，雖然在局部範圍內對案主或許能發揮一些積極作用，但是，整套「幸福科學」的前提往往是輕視甚至否認現實環境對個人心理的影響。我們從「人生教練」、「心靈導師」的口中聽到的，往是「事實不重要，你對事實的解讀才重要」，而不去追問為何現實環境出現這麼多不如意的「事實」（長工時、職場競爭、居住環境惡劣、歧視……），沒有聚焦於怎樣改變如此不堪的「事實」，彷彿不如意的「事實」是不可能改變的。極端的「幸福科學」支持者還不斷灌輸「不抱怨」的做人態度，彷彿只能心安理得接受現實。其實，取代「正向思考」的不是只有負面思考，不抱怨也不等於只能「憤世嫉俗」，我們真正需要的是直面現實並與他人一起改變現實：

保持戒心的現實感並不會阻礙人追求快樂，相反地，這樣才能讓人找到快樂。若不去解決現實環境的問題，我們怎麼能期待情況會改善呢？（Ehrenreich, 2012）

第三，質疑「幸福科學」，不等於輕視心理健康問題，也不反對探索相應的社工介入方法。本書就是運用馬克思主義理論，提出心理健康服務使用者、組織者和社區三者聯結，倡議一種有別於醫療的社會模式的心理健康實務。本書更提醒讀者，在心理健康實務中，新自由主義思想如何改造貌似進步的心理一些理念如「自立」、「自主」、「復原」，把服務使用者塑造為消費者，來達到刪減福利和市場化的目的。[1]

社工去專業化再檢討

在過去，社工專業化（professionalism）往往是社工走向精英化的過程，也是國家透過職業認證，以控制社工活動和社會教育，從而抑制不受約束、「過激的」社工活動。而社工去專業化（deprofessionalisation）則是一九七〇年代第一波激進社工運動的主題之一。《*Case*

*Con*宣言》甚至拿出一節來批判社工專業化，認為只有反對專業化，社工與案主之間才能建立平等的關係。

弗格森卻認為：「如今二十一世紀的情況截然不同，因此一九七〇年代我們對專業化的批判也要重新審視。」（Ferguson and Woodward, 2009）他指出三個理由。第一、去專業化加劇了公共部門內部的性別不平等。大量工人階級和少數族裔的女性湧入勞動大軍。在這種情況下討論去專業化，只會使這些女性更加邊緣化。第二、去專業化與新自由主義有關聯，意味著良好的社工服務不需要專業知識與技能。新右派為了推動這一進程，他們全面地貶低社工這一職業必要的知識、技能、辨別力和自主權。對專業化的批判在一九七〇年代主要來自政治左翼，一九八〇年代卻變成新右派藉以攻擊社工專業和社會福利的手段。第三，一九七〇年代初期對專業化的批判與當前的實際情況沒有太大關聯。一方面是社工對專業化的理解，也就是他們賦予這份工作的知識、技能和價值，另一方面是主流的管理主義，兩者之間的矛盾，導致新一代社工的激進傾向。在這個新的脈絡下，若重複過去社工去專業化的調子，很容易會被新自由主義的隱祕動機所利用，最終弄巧成拙（Ferguson and Woodward, 2009）。

筆者認為弗格森的觀點言之成理，不過似還未充分展開。關於社工專業化的爭論延續了幾十年，問題十分複雜，每個地區的情況也有差異，相應的對策亦可能不同。筆者初步認為，原則上既不是回歸舊專業化（包括任由國家主導職業資格認證），也不是簡單的反對專業化，而是能否做到專業自主，即由社工及服務使用者、社區人士等利害關係者透過民主自治辦法，制定專業自主守則，並且盡量吸納被視為「非主流」的社工群體，承認其地位。要達到這一目標，既需要強有力的職業團體，更需要草根社工群體自下而上的參與和施壓。新時代的社工專業化並不是透過認證製造內部等級，而是展現出社會工作是一種專業，有靈魂、會反省並實踐社工核心價值。

從激進社會工作到批判社會工作？

從一九九〇年代社工界逐漸多人談論批判社會工作（Critical Social Work）。這個概念有廣義和狹義的解釋。廣義的批判社會工作包括激進社會工作（也稱為社會主義社會工作）、女性主義社會工作、結構社會工作、反種族主義社會工作、反壓迫與反歧視社會工作（Healy, 2018）。而狹義的批判社會工作是指受後現代主義和身分認同政治影響、有別於基於馬克思主義觀點的激進社會工作。弗格森作為繼承激進社會工作理論的學者，雖然多少也承認一九七〇年代第一波激進社會工作「未能足夠深入許多社會工作案主（女性、黑人、障礙者）所經歷的壓迫」（Ferguson, 2008）。不過他堅持認為，狹義的批判社會工作不能成功解釋各種壓迫機制。弗格森引加拿大社工學者馬拉尼（Bob Mullaly）的名著《新結構社會工作》（*The New Structural Social Work*）的一段話然後展開批判：

> 女人出於這個身分而受男人壓迫；男人的身分就沒有這個問題。非白人因為膚色而受壓迫，白人則沒有這種困擾。同志因為性向受異性戀者壓迫；異性戀者自然沒有受到這種待遇（Ferguson, 2008）。

首先，從這番話完全看不見國家和統治階級的角色，看不見「結構」，有的只是一個個體或群體壓迫另一個；其次，既然認定女人（非白人、同志……）受男人壓迫，那麼自然談不上雙方團結在一起，去反對壓迫性的社會結構，最終流於非常狹隘的身分政治。最後，這樣的分析也導致他否認資產階級擁有一種政治經濟權力可以貫穿所有階級，也不贊成各個受壓迫的族群需要聯合一致，才能推翻壓迫結構。

弗格森進而認為，受後現代身分政治所影響的社會工作理論「沒有提供實務或理論上的建議，讓我們去結合個案工作、團體工作以及更廣泛的結構性的組織動員」（Ferguson, 2008）。回顧過去二十年香港的居民運動、失業者運動等社會運動亦可從正反兩面得到印證：

> 反失業聯盟一九九九年初的反對削減綜援宣傳活動中，就提出過「綜援唔係高，人工低到無晒譜」、「削減綜援，誰人得益」、「在業失業齊團結」等標語，意在抗衡統治階級分化在業者和失業綜援人士的技倆。二〇〇七年中紮鐵工潮開始不久，婦女、學生、長者等民間團體組成了「全港各界支援紮鐵工潮聯合陣線」，一連串的支援行動多少扭轉了罷工初期對紮鐵工人不利的輿論。當然，我們也經歷過失敗的例子，例如一九九九年房署員工反對公屋管理私營化時部分居民團體和民間團體冷淡甚至反對的態度（林致良，2010）。[2]

筆者認為，這是弗格森對激進社會工作學派其中一個突出的理論貢獻。這份逆流而上的知識勇氣，使得他也開始集中但友善地反駁「新社會工作左翼」（New Socail Work Left）的主張，那是近年受後馬克思主義影響的批判社會工作學者所提倡的（Ferguson, Ioakimidis and Lavalette, 2018）。

代結論：社會工作激進主義的未來

我們看到，在弗格森及其密切合作者拉瓦萊特等學者近二十年的努力下，一度沉寂的激進社會工作理論傳統再度復興，對於市場化、管理主義、心理健康、階級政治等幾個領域有更多深入的論述，對社工專業主義的態度也有所調整，從而把平等理念、社會政策討論和社會工作三者扣連一起（林致良，2016）。

弗格森不諱言是自己是馬克思主義學者，他認同的古典馬克思主義是指由馬克思、恩格斯、列寧、羅莎・盧森堡、托洛茨基、葛蘭西等革命思想家開創和發展的理論傳統，既有別於社會民主式的議會改良主義，也不同於官僚專制的史達林主義（Anderson, 1976; Ferguson, Lavalette and Mooney, 2002）。馬克思為國際工人協會（第一國際）起草章程時第一句話寫道：「工人階級的解放應該由工人階級自己去爭取。」（Marx, 1866）弗格森的立場很符合這句話的精神。或者用波蘭作家多伊徹的話形容，古典馬克思主義的遺產是「革命的國際主義和無產階級民主的原則」（Deutscher，2013）。作為馬克思主義者的弗格森，既持守激進左翼的理論和政治座標，又不斷與不同流派的國際社工學界和社會學家論辯，而不流於教條僵化。而事實上，激進社會工作能否保持生命力，需要一方面不斷發掘社會工作的激進核心和歷史上的激進傳統（Jones and Lavalette, 2013），另一方面也要與不同流派的社會工作思想和社會理論展開對話，並從其他進步社會運動中吸收經驗。這也是二十一世紀新的社工激進主義（New Social Work Radicalism）變得豐富而堅實的關鍵。弗格森認為，今天的社工激進主義需要明確承認社會工作的政治角色，同時在艱難環境中堅持清醒的樂觀精神。近年在匈牙利、西班牙、英國、波士頓、香港、德國、瑞典、澳洲和紐西蘭等地先後出現進步的社工平臺，反映社工激進主義的復興趨勢（Ferguson, 2019）。讓筆者引用弗格森的學術合作伙伴、已離世的社工教師羅娜·伍德沃德（Rona Woodward）在《批判與激進的社會工作：國際性學刊》創刊號上的一段文字作結：

這份雜誌或許能夠幫助我們調和「傳統」與「激進」或「批判」的社會工作觀點之間長

期存在的一些矛盾。這份雜誌將關注國際間的社會工作理念，社會工作的開展方式以及服務使用者如何接受和塑造社會工作，力求避免以僵化的方式解釋激進的、批判性的社會工作，這些觀點應該對我們很有幫助。激進和批判的教育政策或實務應該是什麼樣子，已經有很多觀點了，但希望這些分歧的聲音最終不必成為對立的聲音（Woodward, 2013）。

等譯，2013，松慧文化）

- Ferguson, I., Lavalette,M., and Mooney,G.(2002) *Rethinking Welfare: A Critical Perspective*, London: Sage.
- Ferguson, I., and Woodward, R. (2009) *Radical Social Work in Practice*. Bristol: Policy Press.
- Ferguson, I., Ioakimidis, V., and Lavalette,M.(2018) *Global Social Work in a Political Context: Radical Perspectives*, Bristol: Policy Press.
- Ferguson, I. (2019) Responding to Political Polarization: The New Social Work Radicalism. In Webb, S. A.(eds), *The Routledge Handbook of Critical Social Work*, London: Routledge.
- Harvey, D.(2010) *A Brief History of Neoliberalism*（王欽譯，《新自由主義簡史》，2010，上海譯文出版社）
- Healy, K.(2018) *Social Work Theories in Context: Creating Frameworks for Practice*（黃松林等譯，《社會工作理論脈絡：創立實務的框架》，2018，心理出版社）。
- Jones, C and Lavalette, M. (2013) 'The two souls of social work: exploring the roots of popular social work, *Critical and Radical Social Work*,1(2):147-165
- Lam, C, L.(2013) 'Adversity and Resistance: Neoliberal Social Services and Social Work in Hong Kong', *Critical and Radical Social Work*,1(2):267-271
- Pickett.K, Wilkinson, R. (2009) *The Spirit Level: Why More Equal Societies Almost Always Do Better*, Allen Lane.
- Rogowski, S. (2017) 'Radical Social Work by Roy Bailey and Mike Brake: A Classic Text Revisited', *Aotearoa New Zealand Social Work*, 29(4):97-101
- Weinstein, J. (2014) Mental Health, Bristol: Policy Press.
- Woodward, R.(2013) 'Some Reflections on Critical and Radical Social Work Literature', *Critical and Radical Social Work*,1(1):135-140

- Wolfreys, Jim, 1999, "Class Struggles in France", *International Socialism* 84 (autumn), www.marxists.org/history/etol/newspape/isj2/1999/isj2-084/wolfreys.htm

附錄三

- 林致良（2006）〈社福界重災區是怎樣做成的〉，收錄於《超越「小政府、大市場」：批判新自由主義香港社運文集》，香港：文星文化教育協會。
- —（2010）〈思考「階級政治」的福利觀〉，收錄於香港前線福利從業員工會編《復興基進社會福利和社會工作交流文集》，香港：前線福利從業員工會。
- —（2015）〈批判性社會工作：是什麼？為什麼？怎麼辦？〉，原載中國NGOCN網站：http://www.ngocn.net/column/361297.html 。
- —（2016）〈社會工作被管理主義支配，還是仍充滿希望？〉，收錄於溫玉鏗、陳綺華、莫愉燕、郭寶儀、張樹培編著《給社工老師的信》，香港：策馬文創
- 唐英年（2009）〈政務司司長好好生活——全城由心再出發大行動開幕典禮致辭全文〉，香港：政府新聞公佈。引自 https://www.info.gov.hk/gia/general/200905/16/P200905160149.htm
- 亞洲進步社會工作網絡（2018）〈亞洲進步社會工作宣言〉，引自臉書 https://www.facebook.com/asianprogressivesocialwork/
- 黃洪等（2018）Deprivation is associated with worse physical and mental health beyond income poverty: a population-based household survey among Chinese adults, Quality of Life Research, May 2018.
- 弗格森（2015）2015年6月10日在香港與筆者傾談
- 馬克思（1866）《國際工人協會章程》，引自中文馬克思主義網絡文庫：https://www.marxists.org/chinese/marx/mia-chinese-marx-186609.htm
- Anderson,P.(1976) *Considerations on Western Marxism*. London: New Left Books.
- Bailey, R., and Brake, M.(eds.) (1975) *Radical social work*. London: Edward Arnold.
- Deutscher, I. (1963) *The Prophet Outcast: Trotsky: 1929-1940*（周任辛譯，《流亡的先知：托洛茨基一九二九至一九四〇》，1999，中央編譯出版社）
- Ehrenreich, B., (2010) *Bright-sided: How Positive Thinking Is Undermining America.*（高紫文譯，《失控的正向思考》，2012，左岸文化）
- Ferguson, I. (2013) *Reclaiming Social Work: Challenging Neo-liberalism and Promoting Social Justice.*（《挽救社會工作：挑戰新自由主義與促進社會正義》，陳穆儀

避自由：透視現代人最深的孤獨與恐懼》，劉宗為譯，2015，木馬文化。

- Frosh, Stephen, 1999, *The Politics of Psychoanalysis: An Introduction to Freudian and Post-Freudian Theory*, 2nd edition (Macmillan).
- Funk, Rainer, 2000, *Erich Fromm: His Life and Ideas* (Continuum).
- Harman, Chris, 1983, "Philosophy and Revolution", *International Socialism* 21 (autumn), www.marxists.org/archive/harman/1983/xx/phil-rev.html
- Harrington, Michael, 1997 [1962], *The Other America: Poverty in the United States* (Scribner).
- James, Oliver, 2008, *The Selfish Capitalist: Origins of Affluenza* (Vermilion).
- Löwy, Michael, 2013, "Erich Fromm: From Messianic Utopia to Critical Criminology", in Malloch, Margaret and Bill Munro (eds) *Crime, Critique and Utopia* (Palgrave MacMillan).
- Marx, Karl, 1947 [1845], "Theses on Feuerbach", in *Marx, Karl, and Frederick Engels, Collected Works*, volume 4 (Progress), www.marxists.org/archive/marx/works/1845/theses/theses.htm
- Marx, Karl, 1976, *Capital*, Volume 1 (Pelican).
- McIntyre, Alasdair, 1970, *Marcuse* (Fontana/Collins).
- Miri, Seyed Javed, Robert Lake, and Tricia M Kress (eds), 2014, *Reclaiming the Sane Society: Essays on Erich Fromm's Thought* (Sense Publishers).
- Mitchell, Juliet, 1974, *Psychoanalysis and Feminism* (Penguin Books).
- Reich, Wilhelm, 2012, *Sex-Pol: Essays*, 1929-1934 (Verso).
- Ridley, Andy, 2014, "Dark Thoughts: Psychology and Genocide", I*nternational Socialism* 143(summer), http://isj.org.uk/dark-thoughts-psychology-and-genocide
- Sagall, Sabby, 2013, *Final Solutions: Human Nature, Capitalism and Genocide* (Pluto Press).
- Sagall, Sabby, 2014, "Marxism, Psychology and Genocide: A Reply to Andy Ridley", *International Socialism* 144 (autumn), http://isj.org.uk/marxism-psychology-and-genocide-a-reply-to-andy-ridley
- Thomson, Annette, 2009, *Erich Fromm: Explorer of the Human Condition* (Palgrave).
- Thompson, E P, 1968, *The Making of the English Working Class* (Vintage Books).
- Thompson, Michael J, 2014, "Normative Humanism as Redemptive Critique", in Miri, Seyed Javed, Robert Lake, and Tricia M Kress (eds), *Reclaiming the Sane Society: Essays on Erich Fromm's Thought* (Sense Publishers).
- Trotsky, Leon, 1975, *The Struggle Against Fascism in Germany* (Pelican).

issue 3, www.logosjournal.com/issue_6.3/anderson.htm

- Anderson, Perry, 1976, Considerations on Western Marxism (Verso).
- Blackledge, Paul, 2012, *Marxism and Ethics: Freedom, Desire, and Revolution* (SUNY).
- Braune, Joan, 2014, *Erich Fromm's Revolutionary Hope: Prophetic Messianism as a Critical Theory of the Future* (Sense Publishers).
- Callinicos, Alex, 1983, "Marxism and Philosophy: A Reply to Peter Binns", *International Socialism* 19 (spring), www.marxists.org/history/etol/writers/callinicos/1983/xx/binns.html
- Collier, Andrew, 1980, "Lacan, Psychoanalysis and the Left", *International Socialism* 7 (winter), www.marxists.org/history/etol/newspape/isj2/1980/no2-007/collier.html
- Durkin, Kieran, 2014, The Radical Humanism of Erich Fromm (Palgrave MacMillan).
- Eagleton, Terry, 1990, *The Ideology of the Aesthetic* (Blackwell).
- Eagleton, Terry, 2011, *Why Marx Was Right* (Yale University Press).
- Friedli, Lynne and Robert Stern, 2015, "Positive Affect as Coercive Strategy: Conditionality, Activation and the Role of Psychology in UK Government Workfare Programmes", *Medical Humanities*, volume 41, issue 1.
- Friedman, Lawrence J, 2014, *The Lives of Erich Fromm: Love's Prophet* (Columbia University Press).
- Fromm, Erich, 1949, *Man for Himself; An Enquiry into the Psychology of Ethics* (Routledge and Kegan Paul).（佛洛姆著，《自我的追尋：倫理學的心理學探究》林宏濤譯，2015，木馬文化）
- Fromm, Erich, 1956, The Art of Loving (Thorsons).（佛洛姆著，《愛的藝術》，孟祥森譯，1969，志文出版）
- Fromm, Erich, 1962, Beyond the Chains of Illusion: My Encounter with Marx and Freud(Abacus).（佛洛姆著，《在幻想鎖鏈的彼岸：我所理解的馬克思和弗洛伊德》，張燕譯，1986，湖南人民出版社）
- Fromm, Erich (ed), Socialist Humanism: An International Symposium (Doubleday), www.marxists.org/archive/fromm/works/1965/introduction.htm
- Fromm, Erich, 1978, To Have or to Be? (Jonathan Cape).（佛洛姆著、《占有還是生存：一個新社會的精神基礎》關山譯，1989，北京三聯書店）
- Fromm, Erich, 1991 [1955], The Sane Society, 2nd edition (Routledge).（佛洛姆著，《健全的社會》，陳俐華譯，1975，志文出版社。）
- Fromm, Erich, 1992, The Revision of Psychoanalysis (Westview Press).
- Fromm, Erich, 2013 [1941], Escape from Freedom (Kindle Edition).（佛洛姆著，《逃

article/172/SWAN%20Mental%20Health%20Charter.pdf
- Swain, D, *Alienation: an Introduction to Marx's Theory*, London, Bookmarks, 2012
- Taylor, B, *The Last Asylum: A Memoir of Madness in our Times,* Hamish Hamilton, 2014
- Tew, J, "Towards a socially situated model of mental distress", in Spandler, H, Anderson J and Sapey B (eds) *Madness, Distress and the Politics of Disablement,*Bristol, Policy Press, 2015, pp69-81
- Time to Change (2014) https://www.time-to-change.org.uk/sites/default/files/121168_Attitudes_to_mental_illness_2013_report.pdf
- Turkle, S, *Psychoanalytic Politics: Jacques Lacan and Freud's French Revolution*, 2nd edition, London, Free Association Books, 1992
- Volosinov, V N, *Freudianism: a Marxist Critique*, London, Verso, 1927/2012
- Warner, R, *Recovery from Schizophrenia: Psychiatry and Political Economy,* 2nd ed, London, Routledge, 1994
- Wastell, D and White, S, "Blinded by neuroscience: social policy, the family and the infant brain", *Families,Relationships and Society, 2012, vol 1,*issue 3: 397-414
- WHO Europe, 2014, http://www.euro.who.int/en/health-topics/noncommunicable-diseases/mental-health/data-and-statistics
- WHO, "Depression", 2016, http://www.who.int/mediacentre/factsheets/fs369/en/
- Wilkinson, R and Pickett, K, *The Spirit Level: Why Equality is Better for Everyone,* London, Penguin, 2010
- Zelig, Leo Issac, "Frantz Fanon's radical psychiatry: the making of a revolutionary", *Critical and Radical Social Work*, 2017, 5 (1), pp93-110
- Žižek, S, *How to Read Lacan*, London, Granta, 2006

附錄二

- Alexander, Anne, and Haytham Cero, 2015, "Fascism and ISIS", *International Socialism*, 148(autumn), http://isj.org.uk/fascism-and-isis" target="_blank">http://isj.org.uk/fascism-and-isis/">http://isj.org.uk/fascism-and-isis
- Anderson, Kevin B, 2007a, "The Rediscovery and Persistence of the Dialectic in Philosophy and in World Politics", in Sebastian Budgen, Stathis Kouvelakis, and Slavoj Žižek, (eds) *Lenin Reloaded: Towards a Politics of Truth* (Duke University Press).
- Anderson, Kevin B, 2007b, "Thinking about Fromm and Marxism", *Logos*, volume 6,

- Read,], "Childhood adversity and psychosis", in Read, J and Dillon, J (eds), *Models of Madness*, (2nd ed), London, Routledge, 2013
- Read, J, Bentall, R, Johnstone, L, Fosse, R and Bracken, P,'Electroconvulsive Therapy', in Read J and Dillon J (eds), *Models of Madness*, 2nd ed, London, Routledge, 2013
- Read, J, Bentall, R P and Fosse, R, "Time to abandon the Bio-bio-bio model of psychosis; Exploring the Epigenetic and Psychological Mechanisms by which Adverse Life Events lead to Psychotic Symptoms" in Speed, E, Moncrieff, J and Rapley, M (eds), *De-Medicalizing Misery II* , Basingstoke, Palgrave Macmillan, 2014
- Reid, J, Alienation, 1972, http://www.gla.ac.uk/media/media_167194_en.pdf
- Recovery in the Bin, *20 Key Principles*,https://recoveryinthebin.org/recovery-in-che-bin-19-principless/
- Rees, J, *The Algebra of Revolution*, London, Routledge, 1998
- Rogers, A and Pilgrim, D, *Mental Health Policy in Britain: a Critical Introduction,* Basingstoke, Palgrave Macmillan, 1996
- Rose, H and Rose, S, *Can Neuroscience Change Our Minds?,* London, Polity, 2016
- Rosenhan, D, "On being sane in insane places", *Science*, 1972179 (4070), pp250-258
- Rosenthal, S, "What's wrong with Sigmund Freud?", *Socialist Review*, 414, July/August, 2015
- Royle, C, "Marxism and the Anthropocene", *International Socialism* 151, 2016, http://is.org.uk/marxism-and-the-anthropocene/
- Sapey, B, Spandler, H and Anderson, J (eds), *Madness, Distress and the Politics of Disablement*, Bristol, Policy Press, 2015
- Scull, A, *Museums of Madness: the Social Organisation of Insanity in 19th Century England*, London, Allen Lane, 1979
- Scull, A, *Madness in Civilisation*, London, Thames and Hudson, 2015
- Sedgwick, P, "Who's Mad-You or the System?", *Socialist Worker*, 5 February 1972
- Sedgwick, P, *Psychopolitics*, Unkant Publishers, 1982/2015
- Serge, V, "Life and Culture in 1918" in *From Lenin to Stalin*, New York, Pathfinder Press, 1973
- Shah, P and Mountain, D, "The medical model is dead—long live the medical model", *The British Journal of Psychiatry*, 191, (5) 375-377, 2007
- Shenker, J, *The Egyptians: a Radical Story,* Allen Lane, 2016
- Smail, D, *Power, Interest and Psychology,* Ross-on-Wye, PCCS Books, 2005
- SWAN Mental Health Charter, 2014, http://socialworkfuture.org/attachments/

- Masson, J, *The Assault on Truth: Freud's Suppression of the Seduction Theory,* Pocket Books, 1998
- Mental Health Foundation, *Fundamental Facts about Mental Health*, London: Mental Health Foundation, 2016
- Mental Health Foundation, *Surviving or Thriving? The State of the UK's Mental Health,* London, 2017
- Mental Health Foundation, *Fundamental Facts about Mental Health 2016*, London
- Menzies, R, LeFrancois, B A and Rcaume, G, "Introducing Mad Studies" in LeFrancois, BA, Menzies, R and Resume, G (eds), *Mad Matters: a Critical Reader in Canadian Mad Studies*, Toronto: Canadian Scholars Press, 2013
- Miller, M, *Freud and the Bolsheviks,* New Haven and London, Yale University Press, 1998
- Mills, C Wright, *The Sociological Imagination,* USA, Oxford University Press, 1959/2000
- Mitchell, J, *Psychoanalysis and Feminism,* London, Penguin, 1974
- Molyneux, J, "What is the Real Marxist Tradition?, *International Socialism,* July 1983 https://www.marxists.org/ history/etol/writers/ molyneux/1983/07/tradition.htm
- Moore, S. "The lesson of Prince Harry's grief? We need mental health services for all", *Guardian,* 17 April 2017
- Morris, J, *Rethinking Disability Policy,* Joseph Rowntree Foundation, 2011, https://www.jrf.org.uk/report/rethinking-disability-policy
- Mullen, B, (ed) *Mad to be Normal:Conversations with R D Laing,* London, Free Association Books, 1995
- McIntyre, A, "Breaking the Chains of Reason" in Blackledge, P and Davidson N(eds), *Alasdair MacIntyre's Engagement with Marxism*, Chicago, Haymarket Books, 2009
- Neale, J, *The American War: Vietnam 1960-1975*, London, Bookmarks, 2001
- Ollman, B, Alienation: *Marx's Conception of Man in Capitalist Society,* Cambridge, 1977
- O'Hara, M, "Employers need to do more to overcome stigma at work", *Guardian,*16 July 2013
- Parry-Jones, H L, *The Trade in Lumacy: A Study of Private Madhouses in England in the Eighteenth and Nineteenth Centuries,* London, Routledge, 1972/2007
- Pick, D, *Psychoanalysis: a Very Short Introduction, 2015,* Oxford, Oxford University Press
- Pilgrim, D, "Peter Sedgwick, Proto-critical realist?", *Critical and Radical Social Work,* 2016, vol 4, 3, p332
- Porter, R, *Madness: a Short History*, Oxford: Oxford University Press, 2003 Read, J and Sanders, P, *The Causes of Mental Health Problems,* Ross-on-Wye, PCCCS Books, 2010

Cambridge University Press, 2017
- Hollander, N, *Love in a Time of Hate: Liberation Psychology in Latin America,* New Jersey, Brunswick Press, 1997
- Jacoby, R, *The Repression of Psychoanalysis: Otto Fenichel and the Political Freudians,* Chicago, University of Chicago Press, 1986
- Kinderman, P, "A Manifesto for Psychological Health and Wellbeing" in J Davies (ed) *The Sedated Society: The Causes and Harms of our Psychiatric Drug Epidemic*, Basingstoke, Palgrave Macmillan, 2017
- King's Fund, *Mental Health Under Pressure*, 2015, https://www.kingsfund.org.uk/ sites/default/files/field/field_ publication_file/ mental-health-under-pressure-nov15_o.pdf
- Knapp, M, "Mental health in an age of austerity", *Evidence-Based Mental Health Notebook*, 2012, http://ebmh.bmj.com/content/15/3/54
- Kotowicz, Z, R D *Laing and the Paths of Anti-Psychiatry*, London, Routledge,1997
- Van der Kolk, B, *The Body Keeps the Score:Mind, Body and Brain in the Transformation of Trauma,* London, Penguin, 2014
- Kovel, J. *A Complete Guide to Therapy:From Psychoanalysis to Behaviour Modification,* Harmondsworth, Penguin, 1978
- Laing, R D, *The Divided Self,* London, Pelican, 1960/1965
- Laing, R D and Esterson, A, *Sanity, Madness and the Family, 2nd ed,* London, Pelican, 1969
- Laing, R D, *The Politics of Experience,* London, Pelican, 1967
- Laing, R D. Wisdom, *Madness and Folly: The Making of a Psychiatrist,* Edinburgh, Canongate Classics, 2001
- Lorenz, W, *Social Work in a Changing Europe*, London, Routledge, 1994
- Lott, T. "What does depression feel like? Trust me, you really don't want to know", *Guardian*, 19 April 2016, https://www.theguardian.com/ commentisfree/2016/app/19/depression-awareness-mental-illness-feel-like
- Marx, K. "Economic and Philosophical Manuscripts" in K Marx, *Early Writings*, Harmondsworth, Penguin, 1844/1975
- Marx, K. *Theses on Feuerbach*, 1846, https://www.marxists.org/archive/marx/works/1845/theses/theses.htm
- Marx, K, *Capital*, vol 1, London, Penguin, 1976
- Marx, K and Engels, F, *The German Ideology*, 1846, https://www.marxists. org/archive/marx/works/1845/german-ideology/ch01a.htm

movement" in Lavalette, M and Mooney, G (eds), *Class Struggle and Social Welfare*, 2000, London: Routledge, pp228-249

- Ferguson, I, "Neoliberalism, happiness and well-being", *International Socialism* 117, 2007, pp87-121
- Ferguson, I, "Between Marx and Freud: Erich Fromm Revisited", *International Socialism* 149, 2016, pp151-174
- *Ferguson,* I and Lavalette, M, "Beyond Power Discourse: Alienation and Social Work", *The British Journal of Social Work*, vol 34, Issue 3, 1, 2004, pp297-312
- Ferguson, 1, Petrie, M and Stalker, K, *Developing Accessible Services for Homeless People with severe Mental Distress and Behavioural Difficulties,* University of Stirling, 2005
- Foot, J, *The Man who Closed the Asylums: Franco Basaglia and the Revolution in Mental Health Care,* London, Verso, 2015
- Forgacs, D, (ed), *The Antonio Gramsci Reader*, London, Lawrence and Wishart, 1999
- Foucault, M, *Madness and Civilization: A History of Insanity in the Age of Reason,* London, Routledge, 2001
- Freud, S, "The Question of a Weltanschauung" in Gay P (ed), *The Freud Reader*, London, Vintage Books, 1995
- Fromm, E, *Marx's Concept of Man*, Unger Press, 1966
- Frosh, S, *A Brief Introduction to Psychoanalytic Theory*, Basingstoke, Palgrave Macmillan, 2012
- Geras, N, *Marxism and Human Nature: Refutation of a Legend*, London, Verso, 1983/2016
- Greenberg, G, *The Book of Woe: the DSM and the Unmaking of Psychiatry*, Scribe UK, 2013
- Harman, C, *The Fire Last Time: 1968 and After*, London, Bookmarks, 1988
- Harman, C, "Gramsci, the Prison Notebooks and philosophy", *International Socialism* 114, 2007, http://isj.org.uk/gramsci-the-prison-notebooks-and-philosophy/
- Harman, C, *Zombie Capitalism*, London, *Bookmarks, 2009*
- Harris, J and White, V, *Oxford Dictionary of Social Work and Social Care,* Oxford University Press, 2013 Health and Safety Executive, 2016, http://www.hse.gov.uk/statistics/causdis/ stress/
- Henley, J, 'Recessions can hurt but austerity kills', *Guardian*, 15 May 2013 https://www.theguardian.com/ society/2013/may/15/recessions-hurt-but-austerity-kills
- Herzog, D, *Cold War Freud: Psychoanalysis in an Age of Catastrophes*, Cambridge,

Basingstoke, Macmillan, 1996.

- Cohen, B M Z, *Psychiatric Hegemony: a Marxist Theory of Mental Illness,* Palgrave Macmillan, 2017
- Collier, A, "Lacan, psychoanalysis and the Left", *International Socialism 7* (Winter 1989), pp51-71
- Cooper, D (ed), *The Dialectics of Liberation, London,* Verso, 1968/2015
- Cresswell, M and Spandler, H, "Solidarities and tensions in mental health politics: Mad Studies and Psychopolitics", *Critical and Radical Social Work,* 2016, 4:3, pp357-373
- Davies, J, *Cracked: Why Psychiatry is Doing More Harm Than Good,* Iconbooks, 2014
- Davis, N and Duncan, P, "Electroconvulsive therapy on the rise again in England", *Guardian,* 17 April 2017
- Davies, N, *Dark Heart,* London, Vintage, 1998
- Davies, W, *The Happiness Industry,* London, Verso, 2013
- Deegan, P, "Recovery and the Conspiracy of Hope", Conference presentation, 1996, https://www.patdeegan.com/pat-deegan/lectures/conspiracy-of-hope
- Deutscher, I, *The Prophet Unarmed,* Oxford, Oxford University Press, 1970
- Deutscher, I, *The Prophet Outcast,* Oxford, Oxford University Press, 1970
- Devlin, H, 'Living near heavy traffic increases risk of dementia, say scientists', *Guardian*, s January 2017, https://www.theguardian.com/ society/2017/jan/04/living-near-heavy-traffic-increases-dementia-risk-say-scientists
- Dillon, J, Johnstone, L and Longden, E, "Trauma, Dissociation, Attachment and Neuroscience: A New Paradigm for Understanding Severe Mental Distress" in Speed, E, Moncrieff, J and Rapley M (eds), *De-medicalizing Misery II,* 2014
- Durkheim, E, *Suicide: A Study in Sociology,* 2013, www.snowballpublishing.com
- Eagleton, T, *Trouble with Strangers: A Study of Ethics*, Chichester, Wiley-Blackwell, 2009
- Eagleton, T, *Why Marx was Right,* Yale University Press, 2011
- Eagleton, T, *Materialism*, New Haven and London, Yale University Press, 2016
- Engels, F, *The Condition of the Working-Class in England*, London, Lawrence and Wishart, 1844/1973
- Fee E and Brown T M, "Freeing the Insane", *American Journal of Public Health,* October 2006; 96(10): 1743
- Ferguson, I, "The Potential and Limits of Mental Health Service User Involvement", unpublished PhD Thesis,University of Glasgow, 1999
- Ferguson, I, "Identity politics or class struggle? The case of the mental health users'

參考文獻

本文

- Adams, T, "Is there too much stress on stress?", *Guardian*, 14 February 2016, http://www.theguardian.com/society/2016/feb/14/workplace-stress-hans-selye
- Allen, G, *Early Intervention: Smart Investment, Massive Savings, Independent Report,* HM Government, 2011
- Appignanesi, L, *Mad, Bad and Sad: A History of Women and the Mind Doctors from 1800 to the Present,* London,Virago, 2008
- Barker C, and Weber, K, "Solidarnosc: from Gdansk to Military Repression", *International Socialism* 15 (special issue), 1982
- Bentall, R, *Madness Explained: Psychosis and Human Nature,* London, Penguin, 2003
- Bentall, R, *Doctoring the Mind: Why Psychiatric Treatments Fail,* London, Penguin, 2010
- Bentall, R, "Mental illness is the result of misery, yet still we stigmatise it" *Guardian,* 26 February 2016
- Blackledge, P, *Marxism and Ethics,* State University of New York Press, 2012
- Beresford, P "From psycho-politics to mad studies: learning from the legacy of Peter Sedgwick", *Critical and Radical Social Work,* 4(3), 2016, pp343-355
- Bracken, P, Thomas, P and Timimi, S, "Psychiatry beyond the current paradigm", *British Journal of Psychiatry,* 2012, 201:430-434
- Branfield, F and Beresford, P, *Making User Involvement Work: Supporting Service User Networking and Knowledge,* York, Joseph Rowntree Foundation, 2006
- Brown, G and Harris, T, *Social Origins of Depression: a Study of Psychiatric Disorder in Women,* London, Tavistock Publications, 1978
- Brown, G, Birley, J, and Wing, J, "Influence of family life on the course of schizophrenic disorder: a replication", *British Journal of Psychiatry,* 1972, 121, 241-258
- Burns, T, *Our Necessary Shadow: The Nature and Meaning of Psychiatry,* London, Allen Lane, 2013
- Callinicos, A, *Social Theory: A Historical Introduction,* London, Polity, 1999
- Campbell, P, "The history of the user movement in the United Kingdom" in Heller, T, Reynolds, J, Gomm, R, Musten, R, and Pattison, T (eds), *Mental Health Matters,*

Times, 3rd May 1981.

64 Marx, 1947.

65 引自 Wolfreys, 1999, pp36-37.

附錄三

1 有興趣進一步了解的讀者，可參考弗格森和拉瓦萊特主編的叢書《社會工作的批判與激進辯論》（*Critical and Radical Debates in Social Work*）中的「心理健康」分冊（Weinstein, 2014）。

2 一、綜援全稱為綜合社會保障援助計畫（Comprehensive Social Security Assistance, CSSA）是香港社會福利中的一項入息補助。作為經濟貧困市民的社會福利安全網，由香港社會福利署負責統籌。二、紮鐵工人罷工是發生於二〇〇七年八月初至九月中上旬，歷時達三十六日，成為香港戰後持續第二久的工人運動，目的主要是爭取加薪及更多的休息時間，及要求香港紮鐵工人能夠回復十年前的薪資水準。罷工期間成立了「全港各界支援紮鐵工潮聯合陣線」，眾人在二〇一三年貨櫃碼頭工人罷工中參考這個模式，於短時間內成立聲援罷工的聯合陣線。三、一九九九年香港政府把原屬政府部門、負責全港公共房屋日常管理的房屋署私營化，由私人管理公司承包管理工作。房屋署工會多次發起集會和罷工反對，但基本上得不到居民團體的支持。有些組織者不一定完全支持後現代的身分政治，但或多或少認為房屋署公務員是「特權階層」，是公共房屋居民的反對目標，所以不讓居民和房屋署公務員聯合起來反對私營化。

33 引自 Friedman, 2014, p112.

34 Fromm, 1962, p75.

35 Thompson, 1968; Sagall, 2013, p83. 亦有討論。

36 引自 Thompson, 1968, p360.

37 引自 Sagall, 2013, p83. 這讓我們想到一則笑話：一位阿拉伯酋長來到英國買槍，打算他的工人規規矩矩做事，但當他目擊上千工人對工廠汽笛的反應，便改買了一百個汽笛。因為工人一聽到聲音就迅速地抵達和離開工廠。

38 Thompson, 1968, pp381-382.

39 Thompson, 1968, pp181-182.

40 Sagall, 2013.

41 Fromm, 2013, p4.

42 Sagall, 2013, p181.

43 Sagall, 2013, p200.

44 Sagall, 2013, pp200-201.

45 Sagall, 2013, p221.

46 Ridley, 2014; 亦見 Sagall, 2014. 的回覆。

47 Durkin, 2014, pp125-126.

48 Fromm, 1992.

49 Durkin, 2014, p126.

50 Trotsky, 1975, pp272-273.

51 Alexander and Cero, 2015, p186.

52 Reich, 2012, pp66-67.

53 Harman, 1983.

54 Fromm, 1965, p.ix.

55 Harman, 1983.

56 McIntyre, 1970; Anderson, 1976.

57 Fromm, 1991, p98.

58 Harrington, 1997.

59 Callinicos, 1983.

60 Fromm, 1978, pp200-201.

61 Fromm, 1978, pp200-201.

62 Friedli and Stearn, 2015.

63 "Economics are the Method: The Object is to Change the Soul". Interview, Sunday

附錄二

1 Thomson, 2009; Friedman, 2013; Durkin, 2014.
2 Miri, Lake and Kress, 2014; Braune, 2014.
3 James, 2008; Anderson, 2007a; Anderson, 2007b; Löwy, 2013; Sagall, 2013.
4 Fromm, 1962, p11.
5 引自 Anderson, 2007b.
6 Durkin, 2014, pp18-19.
7 Durkin, 2014, p20.
8 Friedman, 2014, p26.
9 原文為 Korsch 所寫，引自 Sagall, 2013, p7.
10 Collier, 1980, p51.
11 引自 Funk, 2000, p94.
12 Fromm, 2013, p104.
13 這場辯論及其脈絡在 Friedman, 2014, pp191-198. 中有詳細的描述。
14 Friedman, 2014, p182.
15 Thompson, 2014, p44.
16 Fromm, 1949, p21.
17 Fromm, 1949, pp22-23.
18 Collier, 1980; Mitchell, 1974.
19 Fromm, 1962, p93, 字體強調為原文所標示。
20 Marx, 1976, p284.
21 Fromm, 1991, p27.
22 Fromm, 1991, p27.
23 Fromm, 1956, pp27-28.
24 對於相關議題更完整的討論，見 Frosh, 1999.
25 Eagleton, 2011, p81.
26 引自 Blackledge, 2012, p56.
27 Marx, 1947.
28 Eagleton, 1990, p223.
29 Friedman, 2014, p154.
30 Fromm, 1962, p74.
31 Sagall, 2013, p69.
32 Durkin, 2014, p124.

Discourse: Alienation and Social Work", *British Journal of Social Work*, 2004.

234 K. Marx, "Economic and Philosophical Manuscripts" in K Marx, *Early Writings*, Harmondsworth, Penguin, 1844/1975, p326.

235 Ollman, p206.

236 Wilkinson and Pickett, p75.

237 D.Swain, *Alienation: an Introduction to Marx's Theory*, Bookmarks, 二〇一二, p66.

238 J.Reid, *Alienation*, 1972, http://www.gla.ac.uk/media/media_167194_en.pdf.

239 N.Davies, *Dark Heart*, London, Vintage, 1998, p110.

240 Davies, 1998, p82.

241 Burns, 2013, p xiii.

242 Quoted in I Ferguson, "The Potential and Limits of Mental Health Service User Involvement", PhD Thesis, University of Glasgow, 1999, p173.

243 P. Kinderman, "A Manifesto for Psychological Health and Wellbeing" in J Davies (ed), *Sedated Society: The Causes and Harms of our Psychiatric Drug Epidemic*, Basingstoke, Palgrave Macmillan, pp291-292.

244 J. Morris, *Rethinking Disability Policy*, Joseph Rowntree Foundation, 2011, https://www.jrf.org.uk/report/rethinking-disability-policy.

245 https://www.scottishrecovery.net.

246 P. Deegan, "Recovery and the Conspiracy of Hope", Conference presentation, 1996, https://www.patdeegan.com/pat-deegan/lectures/conspiracy-of-hope.

247 Recovery in the Bin, 20 Key Principles, http://asylummagazine.org/2015/10/recovery-in-the-bin/.

248 Independent Living in Scotland, http://www.ilis.co.uk/independent-living.

249 Taylor, p264.

250 K. Marx, Capital, pp375-376.

251 https://www.time-to-change.org.uk/sites/default/files/121168_Attitudes_to_mental_illness_2013_report.pdf.

252 C.Barker and K. Weber, "Solidarnosc: from Gdansk to Military Repression", *International Socialism* 15, 1982, p148.

253 J.Shenker, *The Egyptians: a Radical Story*, Allen Lane, 2016, p12.

Basingstoke, Macmillan, 1996, pp218-225.

212 F. Branfield and P. Beresford, *Making User Involvement Work: Supporting Service User Networking and Knowledge*, York, Joseph Rowntree Foundation, 2006.

213 http://norfolksuffolkmentalhealthcrisis.org.uk/

214 https://www.bbc.com/news/uk-england-cambridgeshire-26453052

215 R. Menzies, B. A. LeFrancois and G. Reaume, "Introducing Mad Studies" in B. A .LeFrancois, R. Menzies and G. Reaume (eds), *Mad Matters: a Critical Reader in Canadian Mad Studies*, Toronto, Canadian Scholars Press, 2013.

216 M. Cresswell and H. Spandler, "Solidarities and tensions in mental health politics: Mad Studies and Psychopolitics", *Critical and Radical Social Work*, 4: 3, 2016, pp357-373, p360.

217 Cited in Cressell and Spandler, pp359-360.

218 Cohen, pp207-208.

21 S. Moore, "The lesson of Prince Harry's grief ? We need mental health services for all", 17 April 2017.

220 Callinicos, p192.

221 Eagleton, 2016, p86.

222 K. Marx, *Theses on Feuerbach*, https://www.marxists.org/archive/marx/works/1845/theses/theses.htm.

223 Marx, Capital, p603.

224 K. Marx and F. Engels, *The German Ideology*, 1846, https://www.marxists.org/archive/marx/works/1845/german-ideology/ch01a.htm.

225 C. Royle, "Marxism and the Anthropocene", *International Socialism* 151, 2016, http://isj.org.uk/marxism-and-the-anthropocene/.

226 Eagleton, 2011, p81.

227 Marx, *Capital*, pp283-284.)

228 Rees, p90.

229 Cited in P. Blackledge, *Marxism and Ethics*, State University of New York Press, 2012, p56.

230 Rees, p89.

231 C. Harman, *Zombie Capitalism*, Bookmarks, 2009, p37.

232 B. Ollman, *Alienation: Marx's Conception of Man in Capitalist Society*, Cambridge, 1977, p131.

233 This section draws extensively on I. Ferguson and M. Lavalette "Beyond Power

188 Read and Sanders, pp36-37.

189 Bentall, 2016.

190 B. van der Kolk, *The Body Keeps the Score: Mind, Body and Brain in the Transformation of Trauma*, London, Penguin, 2014, p66-67.（范德寇，《心靈的傷，身體會記住》，劉思潔譯，2017，大家出版）

191 Van der Kolk, p67.

192 Dillon et al, p228.

193 Dillon et al, p232.

194 J. Neale, *The American War: Vietnam 1960-1975*, London, Bookmarks, 2001, p186.

195 Hollander, pp110-111.

196 H. Rose and S. Rose, *Can Neuroscience Change Our Minds?*, London, Polity, 2016.

197 Rose and Rose, pp60-61.

198 G. Allen, *Early Intervention: Smart Investment, Massive Savings, Independent Report* Government, 2011.

199 Allen, 2011, p xiii.

200 Allen, 2011, p15.

201 Cited in D. Wastell and S. White, "Blinded by neuroscience: social policy, the family and the infant brain", *Families, Relationships and Society*, vol 1, issue 3: 397-414.

202 Rose and Rose, pp77-78.

203 Rose and Rose, pp82-83.

204 Cited in Wastell and White.

205 Rose and Rose, p87.

206 Taylor, p250.

207 I. Ferguson, "Identity politics or class struggle? The case of the mental health users' movement" in M. Lavalette and G. Mooney (eds), *Class Struggle and Social Welfare*, London, Routledge, 2000, p235.

208 M. O'Hara, "Employers need to do more to overcome stigma at work", *Guardian*, 16 July 2013.

209 Cited in I Ferguson, "Identity politics or class struggle? The case of the mental health users' movement" in M Lavalette and G Mooney (eds), *Class Struggle and Social Welfare*, London, Routledge, p244.

210 Ferguson, 2000, p243.

211 P. Campbell, "The history of the user movement in the United Kingdom" in T. Heller, J. Reynolds, R. Gomm, R. Musten and T. Pattison (eds), *Mental Health Matters*,

com/2014/11/04/mental-health-charter-the-social-work-action-network/

177 J. Foot, *The Man who Closed the Asylums: Franco Basaglia and the Revolution in Mental Health Care*, London, Verso, 2015.

178 Leo Issac Zelig, "Frantz Fanon's radical psychiatry: the making of a revolutionary", *Radical Social Work*, 5 (1), 2017, pp93-110.

179 J. Foot. *The Man who Closed the Asylums: Franco Basaglia and the Revolution in Mental Health Care*, Verso, 2015

180 J. Dillon, L. Johnstone and E. Longden, "Trauma, Dissociation, Attachment and Neuroscience: a New Paradigm for Understanding Severe Mental Distress" in E. Speed, J. Moncrieff and M. Rapley (eds), *De-medicalizing Misery ii*, 2014, p226.

181 J. Tew, "Towards a socially situated model of mental distress", in H. Spandler, J. Anderson and B. Sapey (eds) *Madness, Distress and the Politics of Disablement*, 2015, Bristol, Policy Press, p80.

182 N. Hollander, *Love in a Time of Hate: Liberation Psychology in Latin America*, New Jersey, Brunswick Press, 1997, p110.

183 R. Bentall, "Mental illness is the result of misery, yet still we stigmatise it", *Guardian https://www.theguardian.com/commentisfree/2016/feb/26/mental-illness-misery-childhood-traumas*

See also R. Bentall, *Madness Explained: Psychosis and Human Nature* London, Penguin, 2003, pp477-483.

184 Cited in J Read, "Childhood adversity and psychosis", in J. Read and J. Dillon (eds), *Madness* (2nd ed), London, Routledge, 2013, p249.

185 Read, 2013, p263. 編注：正常人腦部在電腦斷層下的影像，常存在著神經解剖學的不對稱性，右額葉和左枕葉較寬，但有研究發現思覺失調症患者的這項不對稱性消失了。見Luchins, D. J., Weinberger, D. R., & Wyatt, R. J. (1979). Schizophrenia: evidence of a subgroup with reversed cerebral asymmetry. *Arch Gen Psychiatry*, 36(12), 1309-1311.

186 I. Ferguson, M Petrie and K Stalker, *Developing Accessible Services for Homeless People with Severe Mental Distress and Behavioural Difficulties*, University of Stirling, 2005, p21.

187 J. Read, R. P. Bentall and R. Fosse, "Time to abandon the Bio-bio-bio model of psychosis; Exploring the Epigenetic and Psychological Mechanisms by which Adverse Life Events lead to Psychotic Symptoms" in E. Speed, J. Moncrieff and M. Rapley (eds) *De-Medicalizing Misery ii* Basingstoke, Palgrave Macmillan, 2014, pp210-225.

1969, p12.

149 R. D. Laing, *The Politics of Experience*, London, Pelican, 1967, p100.

150 Laing, 1967, p101.

151 Laing, 1967, p101.

153 Laing, 1967, p106.

153 Mitchell, p279.

154 Mitchell, pp291-292.

155 Sedgwick, p30, p32

156 Sedgwick, p25.

157 Sedgwick, p33.

158 Sedgwick, p38.

159 Sedgwick, p38.

160 Sedgwick, p39.

161 Sedgwick, pp40-41.

162 Sedgwick, p99.

163 Sedgwick, p99-100.

164 Sedgwick, p100.

165 Laing, 1967, p95

166 P. Beresford, "From psycho-politics to mad studies: learning from the legacy of Peter Sedgwick", *Critical and Radical Social Work*, 4 (3), 2016, pp343-355.

167 D. Pilgrim, "Peter Sedgwick, proto-critical realist?", *Critical and Radical Social Work* 2016, pp327-341.

168 Brown and Harris, 1978, p275.

169 Z. Kotowicz, *R. D. Laing and the Paths of Anti-Psychiatry*, London, Routledge, 1997, p96.

170 Kotowicz, p98.

171 P. Sedgwick, "Who's Mad—You or the System?", *Socialist Worker*, 5 February 1972.

172 Kotowicz, p97.

173 G. Brown, J. Birley and J. Wing, "Influence of family life on the course of schizophrenic disorder: a replication", *British Journal of Psychiatry*, 121, 1972, pp241-258.

174 Laing, 1967, p96.

175 D. Pilgrim, "Peter Sedgwick, Proto-critical realist?", *Critical and Radical Social Work* 2016, p332.

176 SWAN Mental Health Charter, 2014, https://freepsychotherapynetwork.

125 T. Eagleton, 2017, p86.

126 Frosh, p180.

127 Frosh, p181.

128 Eagleton, *Trouble with Strangers: a Study of Ethics*, Chichester, Wiley-Blackwell 2009, p83.

129 S. Žižek, *How to Read Lacan*, 2006, London: Granta, p65.

130 Frosh, p181.

131 Eagleton, 2009, p142-143.

132 A .Collier, "Lacan, psychoanalysis and the left", *International Socialism* 7, 一九八〇, p67.

133 Collier, p68.

134 A .Callinicos, *Social Theory: a Historical Introduction*, London, Polity, 1999, pp190-191.(柯林尼可斯，《社會理論思想史導論》，簡守邦譯，2004年，韋伯文化出版社)

135 Herzog, p17.

136 J. N. Clarke cited in B M Z Cohen, *Psychiatric Hegemony: a Marxist Theory of Mental Illness* Palgrave Macmillan, 二〇一七.

137 D. Forgacs (ed), *The Antonio Gramsci Reader*, London, Lawrence and Wishart, 1999, pp333-334. For an excellent discussion of Gramsci's ideas, see C. Harman, "Gramsci, the Prison Notebooks and Philosophy", http://isj.org.uk/gramsci-the-prison-notebooks-and-philosophy/.

138 I. Ferguson, "Between Marx and Freud: Erich Fromm Revisited", *International Socialism*, 2016, pp151-174.

139 D. Cooper (ed), *The Dialectics of Liberation*, London, Verso, 1968/2015.

140 Sedgwick, *Psychopolitics*, 1982/2015, Unkant Publishers, p66.

141 Cited in Rogers and Pilgrim, p70.

142 B. Mullen (ed), *Mad to be Normal: Conversations with R D Laing*, London, Free Association Books, 1995, p261.

143 R. D. Laing, *The Divided Self*, London, Pelican, 一九六〇/1965, pp30-31.

144 Sedgwick, p74.

145 Sedgwick, pp75-76.

146 Sedgwick, p76-77.

147 Laing (1960/1965), p11.

148 R. D. Laing and A Esterson, *Sanity, Madness and the Family*, 2nd ed, London, Pelican,

100 J. Masson, *The Assault on Truth: Freud's Suppression of the Seduction Theory*, Pocket Books, 1998.
101 Lear, pp73-74.
102 Lear, p74.
103 Frosh, p18.
104 J. Mitchell, *Psychoanalysis and Feminism*, London, Penguin, 1974.
105 Lear, pp76-78.
106 Marx, K., *Capital*, vol 1, London, Penguin, 1976, p284.
107 Freud, 1905.
108 Appignanesi, p423.
109 Herzog, p84.
110 V Serge, "Life and Culture in 1918"in *From Lenin to Stalin*, New York, Pathfinder Press, 1973, p119.
111 Miller, M., *Freud and the Bolsheviks*, New Haven and London: Yale University Press, 1998, p70.
112 Cited in M Miller, *Freud and the Bolsheviks*, New Haven and London, Yale University Press, 1998, p57.
113 Miller, p68.
114 A. Collier, "Lacan, psychoanalysis and the Left", *International Socialism* 7 (Winter 1989), pp51-71.
115 Jacoby, p12.
116 Jacoby, p12.
117 Kovel, p178
118 Herzog.
119 S. Turkle, *Psychoanalytic Politics: Jacques Lacan and Freud's French Revolution*, 2nd edition, London, Free Association Books, 1992.
120 John Molyneux, "What is the Real Marxist Tradition?", *International Socialism*, July 1983, https://www.marxists.org/history/etol/writers/molyneux/1983/07/tradition.htm.
121 Quoted in C Harman, 1988, p94.
122 Turkle, pp9-10.
123 Turkle, p10.
124 D. Pick, *Psychoanalysis: a Very Short Introduction*, Oxford, Oxford University Press, 2015, p87.

apr/17/electroconvulsive-therapy-on-rise-england-ect-nhs.

80 Otto Fenichel, cited in R. Jacoby, *The Repression of Psychoanalysis: Otto Fenichel and the Political Freudians*, Chicago, University of Chicago Press, 1983, p120.

81 D. Herzog, *Cold War Freud: Psychoanalysis in an Age of Catastrophes*, Cambridge, Cambridge University Press, 2017, p84.

82 Cited in Appignanesi, p419.

83 L. Miles, "Transgender oppression and resistance", *International Socialism* 141, 2014, pp37-70, pp58-59.

84 S. Frosh, *A Brief Introduction to Psychoanalytic Theory*, Basingstoke, Palgrave Macmillan, 二〇一二, p5.

85 S. Blumenthal, "A Short History of the Trump Family, *London Review of Books*, vol 39, no 4, 16 February 2017, pp32-37.

86 D. Smail, *Power, Interest and Psychology*, Ross-on-Wye, PCCS Books, 2005, pp2-3.

87 Quoted in I Deutscher, The Prophet Unarmed, Oxford, Oxford University Press, 1970, p180.

88 A. McIntyre, "Breaking the Chains of Reason" in P Blackledge and N Davidson (eds), *MacIntyre's Engagement with Marxism*, Chicago, Haymarket Books, 2009, p160.
譯注：另一位思想家指的是維根斯坦。

89 R. Jacoby, p39.

90 J. Lear, *Freud*, 2nd ed, London, Routledge, 2015, p13.

91 S. Freud, "The Question of a Weltanschauung" in P. Gay (ed), *The Freud Reader*, London, Vintage Books, 1995, p798.

92 Frosh, p11.

93 Cited in Lear, p29.

94 J. Kovel, *A Complete Guide to Therapy: From Psychoanalysis to Behaviour Modification* ,Harmondsworth, Penguin, 1978, p116.

95 Herzog.

96 S. Rosenthal, "What's wrong with Sigmund Freud?", *Socialist Review*, 414, July/August 2015.

97 S. Freud, "An Autobiographical Study, in Gay, p20.

98 V. N. Volosinov, *Freudianism: a Marxist Critique*, London: Verso, 1927/2021, p9.（《佛洛伊德主義：馬克思主義的批判》，張杰、樊錦鑫譯，1987年，中國文聯出版公司）

99 S. Freud in Gay, p20.

57 Porter, p205. 譯注：美國歷史學者瓊斯（James H. Jones）在《髒血：塔斯基吉梅毒實驗》（*Bad Blood: The Tuskegee Syphilis*）中回顧了這段慘無人道的實驗。
58 Scull, p369.
59 King's Fund, *Mental Health Under Pressure*, 2015.
60 Sedgwick, pp193-194.
61 Scull, p375.
62 D. Rosenhan, "On being sane in insane places", *Science*, vol 179, January 1973, pp250-258, http://web.cocc.edu/lminorevans/on_being_sane_in_insane_places.htm.
63 G.. Greenberg, *The Book of Woe: the DSM and the Unmaking of Psychiatry*, Scribe UK, 2013, p20.
64 Greenberg, p36.
65 Greenberg, p 41.
66 J. Davies, *Cracked: Why Psychiatry is Doing More Harm Than Good*, Iconbooks, 2014, pp160-161.
67 J. Davies, p53.
68 J. Davies, pp53-54.
69 Cited in J Davies, p55. 譯注：聯署信全文可參閱此連結：https://www.ipetitions.com/petition/dsm5
70 R. Bentall, *Doctoring the Mind: Why Psychiatric Treatments Fail*, Penguin, 2010, pp144-145.
71 P. Bracken, P. Thomas, S. Timimi et al, "Psychiatry beyond the current paradigm", *British Journal of Psychiatry*, 2012, 201, pp430-434.
72 Bentall, 2010, p198.
73 Bentall, 2010, p197.
74 Scull, quoted in Burns, p xii.
75 Burns, p xv.
76 Burns, p xvii.
77 P. Shah and D. Mountain "The medical model is dead—long live the medical model", *Journal of Psychiatry*, 2007, 191 (5) 375-377, p375.
78 J. Read, R. Bentall, L. Johnstone, R. Fosse and P. Bracken, "Electroconvulsive Therapy", in J. Read and J. Dillon (eds) *Models of Madness*, 2nd ed, London, Routledge, 2013, pp90-104, p101.
79 N. Davis and P. Duncan "Electroconvulsive therapy on the rise again in England", *Guardian* April 二〇一七, https://www.theguardian.com/society/二〇一七/

34 Scull, p105.

35 Scull, p101.

36 E. Fee and T. M. Brown, "Freeing the Insane", *American Journal of Public Health*, October 2006, 96(10), p1743.

37 Scull, pp127-128.

38 H. L. Parry-Jones, *The Trade in Lunacy: A Study of Private Madhouses in England in the 18th and 19th Centuries*, London, Routledge, 1972/2007.

39 A. Rogers and D. Pilgrim, *Mental Health Policy in Britain: a Critical Introduction*, Basingstoke, Palgrave Macmillan, 1996, p50.

40 Taylor, B., *The Last Asylum: A Memoir of Madness in our Times*, Hamish Hamilton, 2014, pp102-103.（泰勒，《精神病院裡的歷史學家》，黃家瑜譯，2017，木馬文化）

41 Taylor, p110.

42 M. Foucault, *Madness and Civilization: A History of Insanity in the Age of Reason*, London, Routledge, 2001.

43 L. Appignanesi, *Mad, Bad and Sad: A History of Women and the Mind Doctors from 1800 to the Present*, London, Virago, 2008, p105.

44 A. Scull, *Museums of Madness: the Social Organisation of Insanity in 19th Century England* London, Allen Lane, 1979, p35.

45 F. Engels, *The Condition of the Working-Class in England*, London, Lawrence and Wishart, 1844/1973, p122.

46 Cited in Scull, p229.

47 Sedgwick, p148.

48 Scull, Chapter 10, 史考爾列舉了一些好例子說明這些療法，但內容很可怕。

49 Scull, p298.

50 T. Burns, *Our Necessary Shadow: The Nature and Meaning of Psychiatry*, London, Allen Lane Burns, 2013, p201.

51 Burns, pp202-203.

52 Lorenz, W., *Social Work in a Changing Europe*, London, Routledge, 1994, pp34-35.

53 Sedgwick, p218.

54 Hunter and McAlpine, cited in R Porter, *Madness: a Short History*, Oxford, Oxford University Press, 2003, pp156-157.

55 Cited in Porter, p160.

56 Scull, p308.

apr/19/depression-awareness-mental-illness-feel-like.

14 R.D. Laing, *Wisdom, Madness and Folly:The Making of a Psychiatrist*, Edinburgh,Canongate Classics, 2001, p9.

15 P. Sedgwick, *Psychopolitics*, Unkant Publishers, 1982/2015, p41.

16 G.. Brown and T. Harris, *Social Origins of Depression: a Study of Psychiatric Disorder in Women*, London, Tavistock Publications, 1978, p3.

17 I. Deutscher, *The Prophet Outcast*, Oxford, Oxford University Press, 1970, pp150-151.

18 T. Eagleton, *Materialism*, New Haven and London, Yale University Press, 二〇一七.

19 H. Devlin, "Living near heavy traffic increases risk of dementia, say scientists", *Guardian*, 5 January 2017, https://www.theguardian.com/society/2017/jan/04/living-near-heavy-traffic-increases-dementia-risk-say-scientists.

20 R. Warner, *Recovery from Schizophrenia: Psychiatry and Political Economy*, 2nd ed, London, Routledge, 1994.

21 N. Geras, *Marxism and Human Nature: Refutation of a Legend*, London, Verso, 1983/2016, pp72-73.

22 T. Eagleton, *Why Marx was Right*, Yale University Press, 2011, pp137-138.（伊格頓，《漫步在華爾街的馬克思》，李尚遠譯，2018，商周出版）

23 E. Durkheim, *Suicide: a Study in Sociology*, www.snowballpublishing.com, 2013.

24 J. Read and P. Sanders, *The Causes of Mental Health Problems*, Ross-on-Wye, PCCCS Books, 2010, p124.

25 Mental Health Foundation, *Fundamental Facts about Mental Health*, London, Mental Health Foundation, 2016.

26 R. Wilkinson and K. Pickett, *The Spirit Level: Why Equality is Better for Everyone*, London, Penguin, 2010.（威金森與皮凱特，《社會不平等》，黃佳瑜譯，2019，時報文化）

27 J. Rees, *The Algebra of Revolution*, London, Routledge, 1998, pp7-8.

28 Brown and Harris, 1978, p275.

29 Health and Social Care Information Centre, BBC, 3 August 2013.

30 J. Harris and V. White, *Oxford Dictionary of Social Work and Social Care*, Oxford University Press, 2013.

31 A. Scull, *Madness in Civilisation*, London, Thames and Hudson, 2015, p176.（史考爾，《瘋癲文明史》，梅茇芒譯，2018，貓頭鷹出版）

32 Scull, p28.

33 Scull, pp27-28.

注釋

本文

1 B. Sapey, H. Spandler and J. Anderson (eds), *Madness, Distress and the Politics of Disablement,*Bristol, Policy Press, 2015, p6.

2 C. Wright Mills, *The Sociological Imagination*, USA, Oxford University Press, 1959/2000,8-11.

3 WHO, "Depression", 2016, http://www.who.int/mediacentre/factsheets/fs369/en/.

4 WHO Europe, 2014, http://www.euro.who.int/en/health-topics/noncommunicable-diseases/mental-health/data-and-statistics.

5 Mental Health Foundation, *Fundamental Facts about Mental Health 2015,* https://www.mentalhealth.org.uk/publications/fundamental-facts-about-mental-health-2015.

6 Mental Health Foundation, *Surviving or Thriving ? The State of the UK's Mental Health*, 2017.

7 M. Knapp, "Mental health in an age of austerity", *Evidence-Based Mental Health Notebook*, 2012, http://ebmh.bmj.com/content/15/3/54.

8 J. Henley, "Recessions can hurt but austerity kills', *Guardian*, 13 May 2013, https://www.theguardian.com/society/2013/may/15/recessions-hurt-but-austerity-kills.

9 Health and Safety Executive, 2016, http://www.hse.gov.uk/statistics/causdis/stress/.

10 T. Adams, "Is there too much stress on stress?", *Guardian*, 14 February 2016, https://www.theguardian.com/society/2016/feb/14/workplace-stress-hans-selye.

11 C. Harman, *Zombie Capitalism*, Bookmarks, 2009, p137.（譯注：有興趣的讀者，可以參考「中文馬克思主義文庫」網頁介紹此書的譯文連結：https://www.marxists.org/chinese/chris-harman/mia-chinese-chris-harman-2009.htm。）

12 W. Davies, *The Happiness Industry*, Verso, 2013. See also I Ferguson, "Neoliberalism, happiness and and well-being", *International Socialism*, 2007, http://isj.org.uk/neoliberalism-happiness-and-wellbeing/.

13 T. Lott, "What does depression feel like? Trust me, you really don't want to know", *Guardian*, 19 April 2016, https://www.theguardian.com/commentisfree/2016/

近代思想圖書館 56

精神疾病製造商 資本社會如何剝奪你的快樂？

作者 伊恩・弗格森 Iain Ferguson
譯者 宋治德
主編 陳怡慈
責任編輯 許越智
特約編輯 陳宗延
責任企畫 林進韋
封面設計 許晉維
內文排版 張瑜卿
董事長 趙政岷
出版者 時報文化出版企業股份有限公司
108019臺北市和平西路三段240號一～七樓
發行專線｜02-2306-6842
讀者服務專線｜0800-231-705｜02-2304-7103
讀者服務傳真｜02-2304-6858
郵撥｜1934-4724時報文化出版公司
信箱｜10899臺北華江橋郵局第99信箱
時報悅讀網 www.readingtimes.com.tw
電子郵件信箱 ctliving@readingtimes.com.tw
人文科學線臉書 http://www.facebook.com/jinbunkagaku
法律顧問 理律法律事務所｜陳長文律師、李念祖律師
印刷 勁達印刷有限公司
一版一刷 2019年9月27日
一版五刷 2022年10月3日
定價 新臺幣380元

Politics of the Mind by Iain Ferguson

ISBN 978-957-13-7952-4 ｜ Printed in Taiwan

時報文化出版公司成立於一九七五年，並於一九九九年股票上櫃公開發行，於二〇〇八年脫離中時集團非屬旺中，以「尊重智慧與創意的文化事業」為信念。

精神疾病製造商：資本社會如何剝奪你的快樂？／伊恩.弗格森（Iain Ferguson）著；宋治德譯.
-- 初版. -- 臺北市：時報文化，2019.09｜336面；13×19公分. 譯自：Politics of the Mind: Marxism and Mental Distress
ISBN 978-957-13-7952-4（平裝）｜1.精神疾病｜415.98｜108014596